BEI GRIN MACHT SIC
WISSEN BEZAHLT

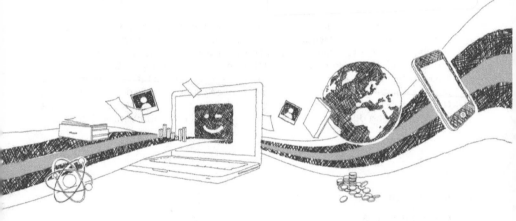

- Wir veröffentlichen Ihre Hausarbeit,
  Bachelor- und Masterarbeit

- Ihr eigenes eBook und Buch -
  weltweit in allen wichtigen Shops

- Verdienen Sie an jedem Verkauf

Jetzt bei www.GRIN.com hochladen
und kostenlos publizieren

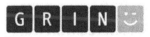

Bibliografische Information der Deutschen Nationalbibliothek:

Die Deutsche Bibliothek verzeichnet diese Publikation in der Deutschen National-
bibliografie; detaillierte bibliografische Daten sind im Internet über http://dnb.d-
nb.de/ abrufbar.

Impressum:

Copyright © 2008 GRIN Verlag, Open Publishing GmbH
Druck und Bindung: Books on Demand GmbH, Norderstedt Germany
ISBN: 978-3-668-13764-6

Andreas Röder, Michael Grass

Personalentwicklung im Krankenhaus

GRIN Verlag

GRIN - Your knowledge has value

Der GRIN Verlag publiziert seit 1998 wissenschaftliche Arbeiten von Studenten, Hochschullehrern und anderen Akademikern als eBook und gedrucktes Buch. Die Verlagswebsite www.grin.com ist die ideale Plattform zur Veröffentlichung von Hausarbeiten, Abschlussarbeiten, wissenschaftlichen Aufsätzen, Dissertationen und Fachbüchern.

Besuchen Sie uns im Internet:

http://www.grin.com/

http://www.facebook.com/grincom

http://www.twitter.com/grin_com

Personalentwicklung im Krankenhaus

Von

Grass Michael

Röder Andreas

Inhaltsverzeichnis

Personalentwicklung

Von M. Grass[1]

Personalentwicklung ist der zentrale Kernbereich des Human Resource Managements oder Personalmanagements, der sämtliche Maßnahmen zur Erhaltung und Verbesserung der Qualifikation der Mitarbeiter umfasst.[2]Dabei ist zu beachten, dass die Maßnahmen nicht isoliert auf den Mitarbeiter anzuwenden sind, sondern dass die gesamte Organisation, genauer das Krankenhaus, durch die Individualentwicklung des Mitarbeiters profitieren muss.

Vorab sollte aber geklärt werden, was im allgemeinen Personalentwicklung bedeutet, damit in einem weiteren Schritt aufgezeigt werden kann, welche Personalentwicklungsmaßnahmen für das Krankenhaus als Unternehmen relevant werden können. Auch wenn das moderne Krankenhaus, wie andersartige Betriebe auch, als Dienstleistungsunternehmen zu verstehen ist, so gilt hervorzuheben, dass hier andere Normen, Restriktionen und Aufgaben im Vordergrund stehen als z.B. in der privaten Wirtschaft.

Personalentwicklung ist kein statisches Gebilde, welches man einmal anwendet und dann wieder sein lässt. Personalentwicklung muss dynamisch und systematisch erfolgen. Um diesem Umstand Rechnung zu tragen, werden im Folgenden allgemeine Überlegungen angestellt.

1.1. Definition von Personalentwicklung

Von A. Röder

Die Definition und das Verständnis von Personalentwicklung sind auch in der betrieblichen Praxis unterschiedlich ausgeprägt. Weit verbreitet ist die Meinung, dass Personalentwicklung, analog zum Verständnis der früheren Personalwirtschaft, mit Maßnahmen der Fort- und Weiterbildung gleichzusetzen sei, es gibt aber auch

---

[1] Der Name des Verfassers gilt bis zur Kennzeichnung des neuen Verfassers zu Beginn eines Abschnitts. Zur besseren Übersichtlichkeit steht der Name auch am Anfang eines neuen Kapitels.

[2] Vgl. Becker, M.: Personalentwicklung, 2005, S. 15

3

Beschreibungen, die weit darüber hinausgehen. Die Definition von Becker (2005) findet in der übrigen Fachliteratur eine breite Zustimmung:

„Personalentwicklung umfasst alle Maßnahmen der Bildung, der Förderung und der Organisationsentwicklung, die zielgerichtet, systematisch und methodisch geplant, realisiert und evaluiert werden"[3]

Weiterhin werden hier drei verschiedene Arbeitsfelder der Personalentwicklung benannt.

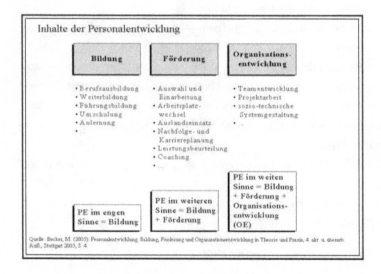

Abbildung 1: Inhalte der Personalentwicklung[4]

---

[3] Becker, M. (2005): Systematische Personalentwicklung in Meifert, M.(Hrsg.): Strategische Personalentwicklung,2008,S.4

[4] Becker, M : Personalentwicklung, Bildung ,Förderung und Organisationsentwicklung in Theorie und Praxis,2005, S.4.

Die berufliche **Bildung** ist der traditionelle und in der allgemeinen Wahrnehmung präsenteste Teil der Personalentwicklung. Kernbereiche sind die Berufsausbildung, die fachliche und die allgemeine Weiterbildung, die Führungsbildung, das systematische Anlernen und die Umschulung.

Das Arbeitsfeld der **Förderung** umfasst Maßnahmen wie etwa Tätigkeits- und Anforderungsprofile, Auswahl- und Einarbeitungsverfahren, strukturierte Mitarbeitergespräche, Potenzialanalysen, Karriere- und Nachfolgeplanung, Coaching, Mentoring und Zielvereinbarungen. Mit der Stoßrichtung der Befähigung und Motivation der Mitarbeiter wird dieses Arbeitsfeld, in Hinblick auf die aktuelle Personalreduktion im Pflegedienst der Kliniken sicherlich an Bedeutung gewinnen.

Als letztes und am weitesten gefasstes Teilstück beschreibt Becker die **Organisationsentwicklung.** Hierbei soll es im Wesentlichen darum gehen, die individuellen, persönlichen Entwicklungsfortschritte der Mitarbeiter in einen institutionellen, organisations-spezifischen Erfolg zu überführen. Im Idealfall steht am Ende die Deckungsgleichheit von Unternehmenszielen (wirtschaftliche Effizienz) und der Verwirklichung „[...] individueller Entwicklungsziele der Mitarbeiter (soziale Effizienz).[5]Teamkonzepte, Projektarbeit und soziale, technische und organisatorische Gestaltung sind prominente Ansatzpunkte dieses Arbeitsfeldes. Als grobes, übergeordnetes Ziel dieser Bestrebungen könnte man die Steigerung der individuellen, aus der Pädagogik stammenden Schlüsselkompetenzen (Fach-, Sozial-, Methoden-und personale Kompetenz) der Mitarbeiter[6], sowie die systematische Einbettung dieser Fähigkeiten in den organisatorischen, institutionellen Rahmen, benennen.

---

[5] Becker, M. und Schwertner, A.,(2002): Personalentwicklung als Kompetenzentwicklung in Bröckermann, R. und Müller-Vorbrüggen, M.(Hrsg.): Handbuch Personalentwicklung ‚Die Praxis der Personalbildung, Personalförderung und Arbeitsstrukturierung, 2008, S.5.

[6] Quelle : http://www1.fh-koeln.de/zaq/wir_ueber_uns/schluesselqualifikationen/ (14.11.08).

1.2. Theoretische Grundlagen und Bezugswissenschaften der Personalentwicklung

In der Fachliteratur besteht ein Konsens darüber, dass das Personal-Management, speziell das Teilgebiet Personalentwicklung, lange Zeit unter einer gewissen Theoriearmut zu leiden hatte.[7] Das könnte unter anderem darauf zurückzuführen sein, dass die Personalentwicklung ihre Wurzeln in der Personalverwaltungssystematik früherer Jahre hat, deren Ziele und Inhalte weniger komplex und innovativ erschienen und deshalb eine geringere wissenschaftliche Würdigung erfahren haben, als die Komponenten des Personalmanagements heutiger Tage.

Durch Anleihen an eine ganze Reihe von Bezugswissenschaften hat sich die Personalentwicklung aber inzwischen zu einem eigenständigen Forschungsgebiet im Bereich der Personal- und Organisationswissenschaften entwickelt, was sich durch eine zunehmende Zahl von wissenschaftlichen Publikationen zu diesem Themenkreis belegen lässt.[8]

Nach Mudra (2008)[9] sind die wesentlichen wissenschaftlichen Bezugspunkte der Personalentwicklung neben der **Personalwirtschaftslehre** vor allem in der **Psychologie** und der **Pädagogik** zu finden. Der direkte Bezug zur Personalentwicklung ergibt sich aus seiner Sicht in beiden dieser Wissenschaftsdisziplinen aufgrund von motivationstheoretischen Ansätzen.

Während aus Sicht der Pädagogik am ehesten die

„[…] auf das Individuum ausgerichtete Entwicklung[…]"[10]„

im Vordergrund des Interesses stehen dürfte, hat die Psychologie im Rahmen der Personalentwicklung wohl die Aufgabe, das Verhalten des Mitarbeiters zu

---

[7] Vgl. Holtbrügge, D.: Personalmanagement, 2007,S.9.

[8] Vgl. Becker, M. , Personalentwicklung, 2005,S.16

[9] Mudra, P.: in Bröckermann, R. und Müller-Vorbrüggen, M.: Handbuch Personalentwicklung, 2008,S.25.

[10] ebenda

beeinflussen und mit den gewünschten Verhaltensmustern seitens des Unternehmens in Einklang zu bringen.[11]

Als Motor zur Erreichung der pädagogischen und psychologischen Entwicklungsziele ist, wie bereits erwähnt, die Motivation anzusehen. Ohne an dieser Stelle näher auf einzelne Motivationstheorien einzugehen, lassen sich grundsätzlich zwei Motivationsformen unterscheiden, nämlich die intrinsische und extrinsische Motivation.[12]

Während bei der extrinsischen Methode ein Impuls von außen, etwa durch die Intervention einer Führungskraft, nötig ist und die Erfüllung der Entwicklungsziele an entsprechende Belohnungsmaßnahmen gekoppelt ist, ist die intrinsischen Motivation als ein Impuls des Mitarbeiters selbst zu sehen, der mit Hilfe seiner eigenen pädagogischen, bzw. psychologischen Weiterentwicklung versucht seiner Tätigkeit einen Sinn zu verleihen und die eigene Arbeitszufriedenheit zu steigern. Allgemein wird die intrinsische Motivation als die effektivere und nachhaltigere der beiden Formen angesehen, setzt jedoch

„[...] die Kenntnis der eigenen Antriebskräfte und Kompetenzen sowie andererseits die Fähigkeit zur Überwindung von Handlungsblockaden[...]"[13]

voraus. Dies kann mit Sicherheit nicht von jedem Mitarbeiter erwartet werden, hier ist wiederum die Führungskraft gefordert die passende Motivationsform für den Einzelnen zu finden und anzuwenden.

Ergänzt wird die Liste der Bezugswissenschaften der Personalentwicklung von Becker (2005)[14]durch theoretische Bezüge zur **Volkswirtschaft,** der **Betriebswirtschaft** und der **Organisationswissenschaft.**

Als theoretischer Beitrag der Volkswirtschaft wäre beispielsweise der **Utilitarismus** zu nennen, eine ethische Grundposition, die im Wesentlichen alle Handlungen nach dem Grad ihrer Nützlichkeit für die Gesellschaft beurteilt. Dabei sind alle Handlungen als gut anzusehen, die zum größtmöglichen Nutzen des

---

[11] Vgl. ebenda

[12] Mudra, P. in Bröckermann, R. und Müller-Vorbrüggen, M.: Handbuch Personalentwicklung, 2008,S.36.
[13] ebenda S.35

[14] Becker, M.: Personalentwicklung, 2005,S.15 ff

Einzelnen und des Kollektivs beitragen.[15]Auf die Personalentwicklung übertragen finden also alle die Maßnahmen mit maximalem Erfolg für den einzelnen Mitarbeiter und für das Unternehmen ihre Begründung im utilitaristischen Sinne. Als problematisch ist hierbei die Beurteilung des Erfolges von Personalentwicklungsmaßnahmen an sich zu sehen, ein Erfolg aus individueller und Organisationstechnischer Sicht ist zwar in jedem Falle wünschenswert, aber nicht bei jeder PE-Maßnahme zwangsläufig herstellbar. Folgt man dieser Grundhaltung, wäre etwa eine Maßnahme, die ausschließlich eines der Beteiligten nützt als Misserfolg anzusehen.

Als möglicher betriebswissenschaftlicher Einflussfaktor sei an dieser Stelle exemplarisch der Human-Relations-Ansatz genannt.

Dieser Ansatz entstand auf Basis von Experimenten von den US-amerikanischen Psychologen Mayo und Roethlisberger in der Arbeitswelt der amerikanischen Industrie der 30er Jahre des letzen Jahrhunderts.[16]Bis dahin war man eher der Ansicht gefolgt, dass die Arbeitsleistung des einzelnen Arbeiters ausschließlich von den objektiven Rahmenbedingungen im Betrieb sowie der Qualität der Arbeitsabläufe abhängt, ein Prinzip dass auf den Ingenieur Taylor zurückgeführt wird und folglich als Taylorismus benannt wurde.

Im Unterschied dazu verweist der Human-Relations-Ansatz mit Hilfe der empirischen Untersuchungsergebnisse der beiden Psychologen darauf, dass das die sozialen Bedingungen und Beziehungen am Arbeitsplatz mindestens im gleichem Maße die Arbeitsleistung beeinflussen können, wie die objektiven Bedingungen wie etwa die Ausstattung oder auch die Entlohnung. Diese Systematik wird in der folgenden Darstellung illustriert.

---

[15] Vgl. Becker, M.: Personalentwicklung, 2005, S.26

[16] Vgl. Holtbrügge, D., Personalmanagement, 2007,S. 12

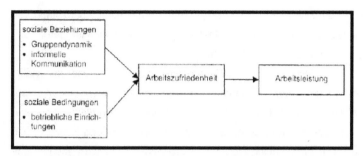

Abbildung 2: Leistungsdeterminanten im Human Relations-Ansatz[17].

Die Relevanz dieses Ansatzes für die Personalentwicklung der Pflege im Krankenhaus lässt sich leicht nachvollziehen, man denke nur an die Vielzahl von sozialen Determinanten im Arbeitsalltag einer Pflegekraft, sei es im Kontakt mit den Patienten oder eben das Arbeiten in einem interdisziplinären Team. Organisationswissenschaftliche Erkenntnisse sind ebenfalls nach Becker (2005)[18]zu den Einflussfaktoren der modernen Personalentwicklung zu rechnen. Als eine mögliche Theorie nennt er den **Konstruktivismus**. Im Wesentlichen geht der Konstruktivismus davon aus, dass Organisationen soziale Gebilde sind, die die aktuellen Gegebenheiten im jeweiligen Unternehmen ständig anhand der gerade vorliegenden Bedürfnisse und Interessen modifizieren und für sich selbst definieren. Man geht dabei von einem sich ständig wiederholenden, prozesshaften Vorgehen aus.[19]Die Relevanz dieser Theorie für die Personalentwicklung ergibt sich aus der Tatsache, dass in einer kooperativen Entwicklungsbeziehung zwischen etwa der Führungskraft und einer Pflegeperson ständig gemeinsam zu prüfen ist, ob das vorher geplante Vorgehen noch zielführend und auch praktikabel ist. Die „[...] Anpassung von Inhalten an Situationen, die sich im Vollzug einer Personalentwicklungsmaßnahme einstellen [...]"[20]

[17] ebenda.

[18] Becker, M.: Personalentwicklung, 2005, S. 58 ff

[19]

[20]

im Sinne des Konstruktivismus scheint also in jedem Falle einer Abarbeitung von vorher in dogmatischer Weise festgelegten Entwicklungszielen und Entwicklungsprozessen vorzuziehen zu sein.

Man kann also feststellen, dass die Personalentwicklung aufgrund der vielen Berührungspunkte mit den genannten Bezugswissenschaften einen sehr heterogenen wissenschaftlich/ theoretischen Fundus aufweist. An dieser Stelle war leider nur der Versuch möglich, einige exemplarische Theorien und Konzepte und deren Bezug zur Personalentwicklung aufzuzeigen. Einige theoretische Grundannahmen scheinen in der Gesamtheit von Personalentwicklungsmaßnahmen Gültigkeit zu haben, während andere theoretische Annahmen wahrscheinlich nur in bestimmten Situationen im Personalentwicklungsprozess auftreten und relevant für die Praxis werden.

1.3. Rahmenbedingungen für Personalentwicklungsmaßnahmen

Es gibt eine Reihe von Faktoren, die die Planung und Durchführung von Personalentwicklungsmaßnahmen beeinflussen und somit maßgeblich überhaupt erst zur Entscheidung zu der einen oder anderen Vorgehensweise beitragen. Dabei kann man grob zwischen betriebsinternen und -externen Faktoren unterscheiden, beispielsweise arbeitsrechtliche Aspekte die zu berücksichtigen sind, die Regularien des aktuellen Arbeitsmarktes, die Beachtung der vorgegebenen Unternehmensstrategie, sowie die im Unternehmen vorherrschende Unternehmenskultur und Organisationsstruktur.

1.3.1. Arbeitsrechtliche Vorraussetzungen

Es existiert kein einheitliches Arbeitsgesetzbuch in der Bundesrepublik Deutschland, viel mehr ist das Arbeitsrecht durch etwa 130 Gesetze und Verordnungen der verschiedenen Gesetzbücher, sowie eine Vielzahl von tarifvertraglichen Regelungen, festgelegt.

Im Grunde gibt es drei Säulen des Arbeitsrechts[21], die Einfluss auf die Interaktion zwischen Arbeitgeber und Arbeitnehmer haben, andere Beschreibungen nennen

---

[21] Vgl. Kelm, R.: Personalmanagement in der Pflege,2003, S.14

lediglich zwei Säulen, wobei dort mehrere Teile kumuliert werden. Aufgrund der eher differenzierteren Sicht mit den drei Teilen, wird diese hier verwendet.

Als erstes ist das **Individualarbeitsrecht** zu nennen, hierunter fallen z.b. die Ausgestaltung von Arbeitsverträgen, Tarifregelungen wie etwa die Eingruppierung der Mitarbeiter und die Festlegung von Sozialbezügen (Krankengeld, Sozialversicherungsbeiträge). Dieser Teil fußt im Wesentlichen auf das Bürgerliche Gesetzbuch (BGB § 611-630), dessen Arbeitsvertragsrecht grundsätzlich die Pflichten von Arbeitgeber und Arbeitnehmer im Rahmen eines Dienstverhältnisses regelt.[22]

Im Allgemeinen ist davon auszugehen, dass im Falle eines Rechtsstreites die Rechte und Pflichten eher zugunsten des Arbeitnehmers, im Sinne der sozial schwächeren Partei, ausgelegt werden. Eine Übersicht zu diesen Rechten und Pflichten eines Arbeitsverhältnisses bietet das folgende Schaubild:

Tabelle 4.1. Rechte und Pflichten aus dem Arbeitsvertrag

	Arbeitnehmer	Arbeitgeber
Hauptpflichten	• persönliche Arbeitsleistung	• Entgeltzahlung
Nebenpflichten	• Gehorsamspflicht	• Weisungsrecht
	• Treuepflicht	• Fürsorgepflicht
	• Auskunfts- und Anzeige-pflichten	• Eigentums- und Persönlich-keitsschutz
	• Schadensabwendungs- und Haftungspflichten	
	• Verschwiegenheitspflicht	
	• Unbestechlichkeit	
	• Wettbewerbsverbot	
Rechtsfolgen bei Pflicht-verletzungen	• Kündigung	• Zurückhaltung der Arbeits-leistung
	• Schadensersatz	• Kündigung
		• Schadensersatz
		• Entgeltfortzahlung trotz Nicht-annahme der Arbeitsleistung

Quelle: zusammengestellt nach Bährle 1997, S. 45 ff.; Dütz 2006, S. 71 ff.

Abbildung 3: Rechte und Pflichten aus dem Arbeitsvertrag[23].

---

[22] Vgl. Holtbrügge ,D.: Personalmanagement,2007,S. 63

[23] Holtbrügge, D.: Personalmanagement, 2007,S.65

11

Als zweite Säule des Arbeitsrechtes gilt das **kollektive Arbeitsrecht,** dessen Bestandteile zur Tarifautonomie und dem Beschäftigungsvertretungsrecht einen eher allgemeinen Charakter haben. Hierin sind z.b. die Vorgaben zur Koalitionsfreiheit, dem Arbeitskampf, oder auch der Befugnisse der jeweiligen Personalvertretungen niedergeschrieben.

Als entsprechendes Regelwerk für das kollektive Arbeitsrecht ist das Tarifvertragsgesetz (TVG) zu sehen, das mit seinen lediglich 13 Paragraphen noch relativ übersichtlich erscheint. Die davon abgeleiteten Verordnungen im Bereich der Betriebsverfassung, oder der Personalvertretung sind in diesem Kontext jedoch ebenfalls gültig. Da Tarifparteien in Deutschland nicht einzelne Arbeitnehmer, sondern Gewerkschaften und Arbeitgebervereinigungen, sowie einzelne Arbeitgeber sind, erklärt sich die übergreifende Bezeichnung des kollektiven Arbeitsrechts.

In der jüngeren Vergangenheit ist die seit 1949 bestehende Tarifautonomie jedoch im Rahmen der Diskussion um Mindestlöhne und im Hinblick auf die kaum gestiegenen Reallöhne[24] der letzten Jahre, vor allem in bestimmten Berufssparten, deutlicher in die Kritik geraten.

Die dritte und letzte Säule des **Arbeitsrechtes** bildet das Arbeitsschutzrecht, mit seinen Verordnungen zum sozialen Arbeitsschutz (z.B. Schwerbehindertenschutz, Jugendarbeitsschutz) und dem technischen Arbeitsschutz, etwa der Geräteverordnung, oder der Strahlenschutz-Verordnung.[25] Da dieses Arbeitsschutzrecht sowohl einen individuellen, als auch einen kollektiven Charakter aufweist, scheint es nicht sinnvoll, diesen Teil einem der beiden vorher beschriebenen Säulen zuzuordnen. Als gesetzliche Grundlage gilt hierbei das „Gesetz über die Durchführung von Maßnahmen des Arbeitsschutzes zur Verbesserung der Sicherheit und des Gesundheitsschutzes der Beschäftigten bei der Arbeit"[26] (Arbeitsschutzgesetz – ArbSchG), ergänzt durch die Vorschriften anderer Gesetzestexte wie z.B. dem „Gesetz zum Schutz der arbeitenden

---

[24] Unter Reallohn versteht man die Lohnsteigerung über einen gewissen Zeitraum in Relation mit der Preissteigerungsrate desselben Zeitraums. (Anm. d. Verfassers).

[25] Vgl. Kelm, R.: Personalmamagement in der Pflege, 2003,S.14.

[26] Quelle: http://www.gesetze-im-internet.de/bundesrecht/arbschg/gesamt.pdf (13.11.08).

Jugend"[27](Jugendarbeitsschutzgesetz – JarbSchG), oder dem Mutterschutzgesetz (MuSchG).

Es wird deutlich, dass im Rahmen des Personalmanagements, eine Vielzahl von Gesetzen und Verordnungen seitens des Arbeitgebers, hier besonders durch die Führungskraft als Vertreter des Arbeitgebers, zu beachten sind. Dabei sind zwingende und dispositive Rechtsnormen zu unterscheiden.

„Als zwingend gelten Gesetze , von denen durch Einzel-oder Kollektivvereinbarung nicht abgewichen werden darf, wogegen dispositive Gesetze nach ihrem Wortlaut ausdrücklich andere Vereinbarungen zulassen."[28] In jedem Fall ist der Arbeitsvertrag mit den hier geregelten Haupt-und Nebenpflichten der Vertragsparteien als wesentlichste Rechtsgrundlage für das Dienstverhältnis anzusehen.

Aus der arbeitsvertraglichen Fürsorgepflicht, sowie der Unterweisungspflicht des Arbeitgebers, lässt sich zwar eine gewisse Verantwortung für die berufliche Entwicklung des Arbeitnehmers ableiten, ein ausdrücklicher Anspruch der Mitarbeiter auf Personalentwicklungsmaßnahmen, im individualrechtlichen Sinne, besteht jedoch nicht.[29]Ebenso wenig ist der Arbeitnehmer verpflichtet an Maßnahmen der Personalentwicklung teilzunehmen, es sei denn es gelingt dem Arbeitgeber im Sinne des § 315 BGB nach billigem Ermessen und im Sinne des Direktionsrechtes, festzustellen, dass der Arbeitnehmer ohne Partizipation an den geplanten Personalentwicklungsmaßnahmen den veränderten Anforderungen seines Arbeitsplatzes nicht mehr gerecht wird.

Aus kollektivrechtlicher Perspektive wirkt sich vor allem das Betriebsverfassungsgesetz mit seinen Verordnungen auf die einzelnen Maßnahmen der Personalentwicklung aus. So sind unter anderem Maßnahmen der Personalauswahl und -rekrutierung, der Personalbefragung, oder der Durchführung von Bildungsmaßnahmen in der Regel von der jeweiligen Personalvertretung mitzubestimmen.

---

[27] Quelle: http://www.gesetze-im-internet.de/bundesrecht/jarbschg/gesamt.pdf (14.11.08).

[28] Kelm, R.: Personalmamagement in der Pflege ,2003,S.23

[29] Vgl. Pulte, P. in Bröckermann, R. und Müller-Vorbrüggen, M.(Hrsg.): Handbuch Personalentwicklung, 2008,S.65

Auch aus zivilrechtlicher Perspektive, hier sei besonders das Haftungsrecht genannt, müsste es Interesse des Arbeitgebers liegen, eine systematische Personalentwicklung zu betreiben und diese zu dokumentieren. So heißt es in §831 Abs.1 BGB[30]:

„Wer einen anderen zu einer Verrichtung bestellt, ist zum Ersatz des Schadens verpflichtet, den der andere in Ausführung der Verrichtung einem Dritten widerrechtlich zufügt. Die Ersatzpflicht tritt nicht ein, wenn der Geschäftsherr bei der Auswahl der bestellten Person und, sofern er Vorrichtungen oder Gerätschaften zu beschaffen oder die Ausführung der Verrichtung zu leiten hat, bei der Beschaffung oder der Leitung die im Verkehr erforderliche Sorgfalt beobachtet oder wenn der Schaden auch bei Anwendung dieser Sorgfalt entstanden sein würde."[31]

Der Arbeitgeber, in unserem Fall der Krankenhausträger, ist also für sämtliche Handlungen seiner Angestellten haftbar zu machen, es sei denn es gelingt, den Entlastungsbeweis zu erbringen, dass man in Sachen Personalauswahl und Qualifikation der eingesetzten Pflegekräfte die angebrachte Sorgfalt beachtet hat. Beides sind Inhalte der Personalentwicklung und können bei sorgfältiger Beachtung und Dokumentation dazu beitragen, den Krankenhausträger im Schadensfall vor Haftungsansprüchen zu bewahren.

1.3.2. Arbeitsmarkt

Die Arbeitsmarktsituation wird als weiterer wesentlicher, externer Einflussfaktor für die Personalentwicklungsstrategie der Unternehmen angesehen. Er gilt als Pool, aus dem die Unternehmen, hier Krankenhäuser, die benötigten qualifizierten Mitarbeiter für die Pflege rekrutieren. Die drei wesentlichen Dimensionen des Arbeitsmarktes sind **die Zahl der Erwerbstätigen und Arbeitslosen, die Qualifikations-und Bildungsstruktur und schließlich die Arbeitsmarktinfrastruktur.**[32]Die Zahl der Erwerbstätigen und Arbeitslosen einer bestimmten Berufssparte, etwa in der Pflege, hat die Bedeutung in wie weit ein Unternehmen seinen Personalbedarf von außen

---

[30] BGB = Bürgerliches Gesetzbuch

[31] Quelle : http://www.gesetze-im-internet.de/bundesrecht/bgb/gesamt.pdf (14.11.08).

[32]

14

decken kann. Auch die EntlohnungsSystematik wird von diesem Verhältnis beeinflusst, solange dort der Spielraum nicht durch tarifliche Regelungen limitiert ist, was bei einem Großteil der in der Pflege Beschäftigten ja zutrifft. In der Praxis der Kliniken ist diese Dimension in der Vergangenheit nicht prioritär gewesen, da es bislang immer möglich war, entsprechend qualifizierte Mitarbeiter zu gewinnen und die Entlohnungssituation in der Regel tariflich reglementiert ist.

Die Bildungsstruktur auf dem Arbeitsmarkt gibt Auskunft darüber, in welchem Maße die neuen Mitarbeiter in das Anforderungsprofil des Unternehmens passen, bzw. wie viel interne Personalentwicklung nötig ist, um eventuell auftretende Lücken zu schließen.

Bei der Arbeitsmarktinfrastruktur geht es primär um die Art und Weise der Personalbeschaffung. Entweder erfolgt diese über Vermittlung durch serviceorientierte Arbeitsagenturen, oder durch eigene Anstrengungen des Unternehmens zur Personalbeschaffung, wie etwa Stellenanzeigen in bestimmten Medien. Bisher war es den Kliniken möglich ihren Personalbedarf eher allgemein zu decken und Qualifikationslücken mit internen Maßnahmen der Personalentwicklung zu schließen.

Bei weiteren Spezialisierungen in der Pflege, man denke nur an das Case-Management, ein aus der sozialen Arbeit stammendes Ablaufkonzept zur Planung, Koordination, Durchführung und Evaluation von Hilfeleistungen[33], beispielsweise dem pflegerischen Hilfebedarf eines Klinikpatienten, könnten die Bedingungen des Arbeitsmarktes für die Besetzung der Pflegestellen in den Krankenhäusern durchaus an Bedeutung gewinnen.

1.3.3. Unternehmensstrategische Einflussfaktoren auf die Personalentwicklung

Hierbei handelt es sich wohl um einen der wichtigsten betriebsinternen Einflussfaktoren für die Personalentwicklung in den deutschen Kliniken.

---

[33] Quelle: http://www.case-manager.de/wasist.html (11.11.08).

Meifert (2008) stellt zum Beispiel die Frage:

„Was ist strategisch an der strategischen Personalentwicklung?"[34]

Um sich der Bedeutung von Unternehmensstrategien und Personalentwicklungsstrategien anzunähern, scheint es zunächst angebracht, sich mit dem Begriff Strategie inhaltlich auseinanderzusetzen.

Abgeleitet von „strategos"(griechisch= Heerführer) lässt sich eine ursprüngliche militärische Bedeutung des Begriffes erahnen, die jedoch aktuell auch immer stärker in einen zivilen Sprachgebrauch überführt wurde. Eine mögliche Definition wäre: *„allgemein: der Entwurf und die Durchführung eines Gesamtkonzepts (z. B. Unternehmensstrategie);Methode, Vorgehen."[35]*

Ebenfalls denkbar wäre:

„eine in sich stimmige Anordnung von Aktivitäten, die ein Unternehmen von seinen Konkurrenten unterscheidet."[36],

oder Strategie als:

„Maßnahmen zur Sicherung des langfristigen Erfolges eines Unternehmens."[37]

Als Tenor dieser unterschiedlichen Definitionen könnte man Strategie als ein langfristiges, geplantes und stimmiges Konzept zur Erreichung eines oder mehrerer bestimmter Ziele, hier Unternehmensziele, verstehen.

Das allgemeine Verständnis der Dynamik zwischen Unternehmenszielen und den Zielen der Personalentwicklung, beide weisen einen strategischen Charakter auf, geht am ehesten von einer Ableitung der Personalentwicklungsziele von den vorher definierten Unternehmenszielen, im Sinne einer top-down[38] Systematik, aus.

---

[34] Meifert, M.: Strategische Personalentwicklung, Ein Programm in acht Etappen, 2008,S.3

[35] Quelle: http://lexikon.meyers.de/ beosearch/permlink.action?pageId =4564536& version=1 (11.11.08).

[36] Porter, M.: Wettbewerbsvorteile,1999 in: Meifert ,M.: Strategische Personalentwick-lung,2008-S.17.

[37] Bea, S. und Haas, J.: Strategisches Management, 2005, in : ebenda

[38] Top-down (engl. = von oben nach unten) bezeichnet eine Methodik bei der vom Abstrakten beginnend eine schrittweise Konkretisierung vorgenommen wird. Meist ausgehend von einer hohen

Es lassen sich unterschiedliche mögliche Strategietypen unterscheiden, nach denen ein Unternehmen sich potentiell ausrichten kann.

Zunächst gibt es die so genannte **Wachstumsstrategie**, eine Strategie bei der es darum gehen muss, den Personalstamm sowohl quantitativ, als auch qualitativ, auszubauen. Das heißt, es werden neue Mitarbeiter rekrutiert und das vorhandene Personal wird durch verschiedene Maßnahmen weiterentwickelt, um mit neuen Aufgabeninhalten oder einer höheren Arbeitsbelastung fertig zu werden.[39] Diese Strategie setzt natürlich voraus, dass die damit einhergehenden, steigenden Personalkosten des Unternehmens auch aus betriebswirtschaftlicher Sicht tragbar sind. Denkbar wäre etwa eine Firma mit wachsender Auftragslage, oder nach Erschließung einer neuen Produktsparte. Dieses Modell dürfte in der deutschen Krankenhauslandschaft wegen der gedeckelten Erlössystematik der DRG[40], eher selten vorzufinden sein.

Die zweite beschriebene Strategie ist die **Diversifikationsstrategie.** Führt eine Firma beispielsweise eine neue Sparte, oder Abteilung ein, wird es notwendig, diese Abteilung durch Mitarbeiter mit entsprechenden Qualifikationen zu besetzen. [41]Auch hier sind verschiedene Methoden der Personalentwicklung denkbar, etwa die Akquise neuer qualifizierter Kräfte, oder auch eine Qualifikation vorhandener Mitarbeiter durch Fort-/ Weiterbildungsmaßnahmen. Für den Krankenhausbereich würde beispielsweise die Einrichtung einer Dialysestation den Einsatz der Diversifikationsstrategie nötig machen, um entsprechend geeignete Pflegekräfte für diese Station zu gewinnen.

Als dritte mögliche Stossrichtung der Unternehmen, aus personalpolitischer Sicht, wäre die **Konsolidierungsstrategie** zu nennen. Diese Strategie ist eher Teil eines Krisenmanagements, da es primär darum geht Kosten zu sparen, gleichzeitig jedoch

---

Hierarchieebene hinunter zu den Folgenden. Die Konkretisierung und Differenzierung nimmt im Verlauf zu (Anm. d. Verfassers).

[39] Vgl. Ringsletter, M. und Kaiser, S.: Humanressourcen-Mangement,2008,S.26

[40] DRG= Diagnosis related groups bezeichnen ein ökonomisch-medizinisches Klassifikationssystem, bei dem Patienten anhand ihrer Diagnosen und der durchgeführten Behandlungen in Fallgruppen klassifiziert werden, die nach dem für die Behandlung erforderlichen ökonomischen Aufwand unterteilt und bewertet werden. (Anm. d. Verfasser).

[41] Vgl. Ringsletter, M. und Kaiser, S.: Humanressourcen-Mangement,2008,S.26

die steigenden qualitativen Anforderungen an die einzelnen Mitarbeiter, sowie die Arbeitsverdichtung durch Maßnahmen der Personalentwicklung zu kompensieren.[42] Diese Strategie findet sich in Unternehmen mit stagnierender Erlössituation wieder und jedem der sich in der pflegerischen Personalpolitik der Kliniken auskennt, wird diese Strategie bekannt vorkommen.

Insgesamt wird es schwieriger für Unternehmen eine langfristige Strategie zu verankern, je dynamischer sich die Faktoren Markt und Kostensituation entwickeln, was ja seit Jahren auch gerade auf dem Kliniksektor zu beobachten ist. Dennoch ist der Versuch des strategischen Handelns und Denkens auf lange Sicht einem intuitiven Management vorzuziehen.

1.3.4. Organisationsstruktur

Die Organisationsstruktur, als weiterer interner Rahmenfaktor, zeichnet sich im Kontext von Personalentwicklung, besonders durch seine **Leitungskonfiguration** aus. Diese Konfiguration ergibt sich aus der Anzahl der vorhandenen Hierarchieebenen, deren Vernetzung und Kooperation untereinander, sowie der Anzahl der zugeordneten Mitarbeiter pro Ebene, was auch als **Leitungsspanne** bezeichnet wird.[43] Zur Beurteilung dieser Strukturen kann das Organigramm eines Unternehmens herangezogen werden.

Der Personalentwicklungsbedarf, sowohl der Führungskraft als auch der nachgeordneten Mitarbeiter, ergibt sich im Wesentlichen aus der Leitungsspanne einer Hierarchieebene. Zusammenfassend könnte man sagen: je höher sich eine Leitungsspanne darstellt, desto höher sind die qualitativen Anforderungen und somit der Personalentwicklungsbedarf beider Gruppen. Ein Vorgesetzter mit einer hohen Anzahl an unterstellten Beschäftigten steht vor großen Herausforderungen, besonders im Bereich der Delegationsfähigkeit, während Aufgaben der Kontrolle und direkten Führung des Einzelnen naturgemäß eher zu vernachlässigen sind. Das führt dazu, dass die Anforderungen an die unterstellten Pflegepersonen, besonders in den

---

[42] ebenda.

[43] Vgl. Ringsletter, M. und Kaiser, S.: Humanressourcen-Mangement,2008, S.27

Bereichen Selbständigkeit und Innovation, ebenfalls steigen. So führt dieses Konstrukt zu der Notwendigkeit von hoch qualifizierten Kräften in beiden Gruppen.

Bei einer niedrigeren Leitungsspanne, mit vergleichsweise vielen Führungskräften pro Hierarchieebene, entstehen andere Anforderungen für die Personalentwicklung. Während wegen der vergleichsweise geringeren Selbständigkeit und Verantwortung der nachgeordneten Mitarbeiter stellt sich hier der Entwicklungs-und Qualifikationsbedarf des Einzelnen weniger ausgeprägt dar. Auch die Führungskraft hat andere Schwerpunkte, unter Umständen auch die eigene Übernahme operativer Aufgaben, zu beachten, was aber nicht zu einer Verringerung des Entwicklungsbedarfes führt, sondern eher zu einer differenten inhaltlichen Ausprägung. Aus quantitativer Sicht führt die niedrige Leitungsspanne eher zu einer Erhöhung der Entwicklungsanstrengungen, da es schlichtweg hier mehr Führungskräfte gibt.

Auch motivationstheoretische Aspekte spielen hier eine Rolle, vor allem für die nachgeordneten Angestellten. Während bei hohen Leitungsspannen die Möglichkeiten der Selbständigkeit und innovativen Entfaltung wesentlich sind, kann bei niedrigen Leitungsspannen die daraus resultierende Möglichkeit des beruflichen Aufstiegs für den Einzelnen motivierend wirken.

1.3.5. Unternehmenskultur

Ein weiterer interner Einflussfaktor für Personalmanagement ist die Unternehmenskultur. Nach Ringsletter/Kaiser (2008) stellt

„[...] sie nicht nur besondere Anforderungen an Mitarbeiter, sondern wirken auch in direkter Art und Weise auf das Leistungsverhalten von Mitarbeitern."[44]

Es handelt sich um die

„Gesamtheit aller Normen und Werte, die den Geist und die Persönlichkeit eines Unternehmens ausmachen."[45]

---

[44] Ringsletter, M. und Kaiser, S.: Humanressourcen-Mangement,2008, S.28

[45] Doppler, K. und Lauterburg, C.: Change-Management,2002-S.452 in: Bröckermann, R./ Mül-ler-Vorbrüggen, M. (Hrsg.): Handbuch Personalentwicklung,2008-S.15

Auch hier lassen sich, nach Ringsletter (2008), verschiedene Ebenen der Unternehmenskultur identifizieren.

Artefakte sind konkret wahrnehmbare, sichtbare Symbole der jeweiligen Unternehmenskultur. Trotz ihrer Offensichtlichkeit sind die Bedeutungstiefe, die Herkunft der Artefakte und der Einfluss auf das individuelle Leistungsverhalten meist nicht, oder nur schwer zu erschließen. Beispiele für Artefakte sind Bekleidungsvorschriften, oder bestimmte Rituale.

Die **Werte** eines Unternehmens finden sich in Maximen, Verhaltensrichtlinien und Verboten wieder. Diese, meist ebenfalls offensichtlichen, Werte gelten als stark beeinflussend auf das Leistungsverhalten des Arbeitnehmers, da eine Nichtbeachtung dieser Werte zur Sanktionierung in verschiedener Weise durch entweder den Arbeitgeber, oder auch durch die Kollegen führt.

Als dritte und grundlegende Größe der Unternehmenskultur sind die **Grundannahmen** anzusehen. Orientierungsgrößen, die als selbstverständlich erachtet und nicht mehr hinterfragt werden, beeinflussen hauptsächlich das Kommunikationsverhalten und die Kollegialität. Ein freundlicher Umgang miteinander wäre ein Beispiel für eine innerbetriebliche Grundannahme. Diese Ebene wird auch als eigentlicher Kern der Unternehmenskultur angesehen.[46]

Mit dem Grad der Nachhaltigkeit einer Unternehmenskultur steigt auch ihr Einfluss auf das Leistungsverhalten der Mitarbeiter. Diese Nachhaltigkeit hängt wiederum ab von der Prägnanz, dem Verbreitungsgrad, sowie der Verankerungstiefe[47]ihrer Inhalte.

Während die externen Bedingungen wie das Arbeitsrecht, oder der aktuelle Arbeitsmarkt als kaum von dem einzelnen Unternehmen beeinflussbar und somit als vorgegeben angesehen werden müssen, scheinen die internen Bedingungen wie die

---

[46] Vgl. Ringsletter, M. und Kaiser, S.: Humanressourcen-Mangement,2008, S.29

[47] ebenda.

Unternehmensstrategie, oder die Organisationsstruktur flexible Determinanten zu sein, deren Veränderung zwar eher einer mittel-bis langfristigen Herangehensweise bedürfen, aber in der Interaktion mit dem Personalmanagement stets zu reagieren haben, um ihren positiven Effekt auf das Unternehmen nicht zu gefährden. Zwar ist der Faktor Mensch, in seiner Individualität, als limitierend für Ziele eines strategischen Managements zu sehen, bei gezieltem Einsatz dieser „Ressource Mensch" können aber auch positive Verstärkungen und Chancen für die Umsetzung einer Unternehmensstrategie wirken. Das sollte ein elementares Ziel einer systematisierten, strategischen Personalpolitik, auch im Pflegebereich der Krankenhäuser sein.

1.4. Akteure der Personalentwicklung

Von M. Grass

An der Personalentwicklung sind in der Regel mehrere Personen oder Personenkreise beteiligt, wobei die durchgeführten PE[48]-Maßnahmen grundsätzlich immer einen **Sender** (Klinikleitung/Personalmanagement) und einen **Empfänger** (Mitarbeiter) haben.[49]

Die **Klinikleitung** hat im Rahmen der Personalentwicklung die Aufgabe, die notwendigen Entscheidungen für oder gegen PE-Maßnahmen zu treffen. Entscheidet sich die Geschäftsführung eines Krankenhauses für Personalentwicklungsmaßnahmen, hat sie auch die Budget-und Kostenkontrolle inne. Wie weit die Maßnahmen gehen und wie teuer sie werden dürfen, entscheidet die Klinikleitung.

In diesem Zusammenhang sollte darauf hingewiesen werden, dass PE-Maßnahmen grundsätzlich Kosten verursachen. Auch sich gering darstellende Kosten, wie z.B. das Wegfallen eines Dozentenhonorars bei einer innerbetrieblichen Fortbildung, stehen Kosten aufgrund des Arbeitsausfalls entgegen. Deshalb erscheint es sinnvoll, bei gewissen kostspieligen EntwicklungsMaßnahmen, wie z.B.

---

[48] PE = Personalentwicklung

[49] Vgl. Meifert, M.: Strategische Personalentwicklung, 2008, S. 12.

die Weiterbildung zum Fachkrankenpfleger für Intensivmedizin, den Mitarbeiter an den Maßnahmen zu beteiligen. Weit verbreitet in diesem Zusammenhang ist die vertragliche Bindung des Mitarbeiters an das jeweilige Krankenhaus über einen bestimmten Zeitraum hinweg.

Weitere Akteure der Personalentwicklung sind die **Personen der Personalabteilung** (sofern vorhanden). Sie stehen allen anderen Akteuren beratend zur Seite, ermitteln mit den Führungskräften zusammen den Entwicklungsbedarf eines Mitarbeiters und sie helfen die Maßnahmen zu planen und zu evaluieren.[50]

Führungskräfte im Krankenhaus wie **Pflegedienst-und Stationsleitungen** spielen die zentrale Rolle bei der Ermittlung des Entwicklungsbedarfs. Ihre maßgebliche Funktion erreichen sie dadurch, dass sie in einem ersten Schritt die zu entwickelnden Mitarbeiter herausfiltern, mit ihnen z.b. Zielvereinbarungsgespräche führen und den Erfolg am Arbeitsplatz überwachen. Zielvereinbarungsgespräche sind in diesem Zusammenhang eine wichtige Methode der Personalentwicklung, da sie die vereinbarten Entwicklungsziele evaluierbar machen.

Die **Personalvertretung** eines Krankenhauses tritt in Fragen der Personalentwicklung als Akteur mit unterschiedlicher Ausrichtung auf.

Zum einen

„[...] kann sie von der Geschäftsführung/ Krankenhausleitung unter bestimmten Voraussetzungen die Vorlage eines Bildungskonzeptes verlangen",

zum anderen muss sie bei gewissen PE-Maßnahmen in Kenntnis gesetzt werden.[51]

Die Hauptakteure der Personalentwicklung sind die **Mitarbeiter** selbst. Sie nehmen entweder die Angebote seitens des Arbeitgebers wahr oder nicht. In anderen Fällen können die Mitarbeiter auch selbst aktiv werden und z.B. Fortbildungsmaßnahmen einfordern. Folgende Tabelle stellt die Akteure der Personalentwicklung und ihren Verantwortungsbereich noch einmal dar:[52]

---

[50] Vgl. Naegler, H. et al: Personalmanagement im Krankenhaus, 2008, S. 164.

[51] Vgl. Naegler, H. et al: Personalmanagement im Krankenhaus, 2008, S. 164

[52] Vgl. Meifert, M.: Strategische Personalentwicklung (2008), S. 12 modifiziert durch die Autoren

Akteure der Personalentwicklung	Verantwortung
• Klinikleitung • Geschäftsführer • Vorstand • Klinikkonzern • Aufsichtsrat • Pflegedirektor	Legen strategischen Rahmen für das Krankenhaus fest, determinieren damit die Notwendigkeit und Ausprägung der PE, leben aktiv PE im Führungsprozess vor
• Stabstelle Personalentwicklung (in größeren Krankenhauskonzernen oft vorhanden)	Weiterleitung der unternehmensstrategischen Vorgaben auf die PE, ist Dienstleister und Partner der Führungskräfte, Manager aller PE- Maßnahmen
• Führungskräfte • Pflegedienstleitungen • Stationsleitungen • Stabstellen (z.B. innerbetriebliche Fortbildung)	Agieren als Personalentwickler vor Ort, haben hohen Anteil an der operativen PE
• Mitarbeiter • Pflegekräfte	Sind für das eigene Kompetenzprofil verantwortlich, müssen Qualifikationsdefizite erkennen

Tabelle 1: Akteure der Personalentwicklung und ihre Aufgaben

1.5. Allgemeine Ziele der Personalentwicklung

Eine Erfolg versprechende Personalentwicklung kann nur dann durchgeführt werden, wenn bei sämtlichen Akteuren eines Unternehmens Einigkeit über die zu erreichenden Ziele bestehen.[53]Da Erwartungen an die Personalentwicklung in der Regel vom Unternehmen und von den Mitarbeitern gleichermaßen gerichtet werden, kann es hier schon zu Unstimmigkeiten kommen. Aus diesem Grund sollte das oberste Ziel der Personalentwicklung ein Ausgleich der Interessen untereinander sein. Erreicht werden muss dies, durch die Zusammenführung der persönlichen Entwicklungs-und Karrierezielen der einzelnen Mitarbeiter und den allgemeinen Unternehmenszielen.[54]Die optimale Zielerreichung findet dann statt, wenn das

---

[53] Vgl. Jung, H.: Personalwirtschaft, 2006,, S 252

[54] Vgl. ebenda

Unternehmen aus der Individualentwicklung seiner Mitarbeiter einen Nutzen zieht. Aus diesem Grund muss den Personalentwicklungsmaßnahmen eine Reihe von Analysen vorausgehen, damit auch die richtigen Mitarbeiter mit der richtigen Methode positiv entwickelt werden können. Ziele des Unternehmens können sein:

- Die Mitarbeiter sollen mit ihren fachlichen und persönlichen Fähigkeiten aufgabengerecht eingesetzt werden
- Die Mitarbeiter sollen flexibler agieren und reagieren können
- Steigerung der Eigenverantwortlichkeit der Mitarbeiter
- Leistungsreserven der Mitarbeiter sollen genutzt werden
- Ziele der Mitarbeiter können sein:
- Mitarbeiterzufriedenheit soll gesteigert werden
- Sie haben die Möglichkeit zu prüfen, ob sie andere Tätigkeiten in der Organisation übernehmen möchten
- Verbesserung der eigenen Qualifikation und dadurch Erlangen einer größeren Bedeutung
- Die Mitarbeiter wollen wissen, welches berufliche Ziel sie anstreben wollen[55]

Somit bestehen die Ziele der Personalentwicklung nicht immer nur daraus, den einzelnen Mitarbeiter in seiner beruflichen Laufbahn zu fördern, sondern das Unternehmen versucht, durch geeignete Maßnahmen der Personalentwicklung die Arbeitszufriedenheit und die Arbeitsmotivation hoch zu halten, damit dadurch die Arbeitsleistungen der Mitarbeiter gesteigert werden können. Jung sieht aber noch eine Reihe weiterer Ziele:

- Verbesserung der Arbeitswelt durch ein gemeinsames Entwickeln und Pflegen einer Unternehmenskultur
- Verbesserung von Image und Ansehen durch eine gemeinsame positive Darbietung der Produkte

---

[55] Vgl. Holtbrügge, D: Personalmanagement, 2007, S. 114

- Lernen zu lernen: Dies bedeutet, dass im Unternehmen gemeinsam ein Lernkultur entwickelt werden muss, damit man Neuerungen offen gegenüberstehen kann.[56]

Was für die Personalentwicklung im Allgemeinen gilt, lässt sich auch für die Personalentwicklung im Krankenhaus beschreiben.

Dabei sollten die Ziele in erster Linie auf die Verbesserung der Fach-, Methoden-und Sozialkompetenz ausgerichtet sein. Naegler bezieht auch die Verbesserung der Handlungskompetenz in die Zielsetzung mit ein.[57]

Das Pflegemanagement muss dabei zur Zielerreichung zwischen der strategischen Ausrichtung bzw. der Unternehmenskultur des Krankenhauses auf der einen Seite und den Bedürfnissen der einzelnen Pflegekraft auf der anderen Seite „vermitteln", d.h.: das Entwicklungspotenzial des Mitarbeiters muss zuerst erkannt werden, dann muss der Mitarbeiter gefördert werden, und abschließend muss das Ergebnis der Förderung in die krankenhausspezifische Strategie eingearbeitet werden, damit ein betrieblicher Benefit aus der Personalentwicklungsmaßnahme gezogen werden kann.

Beispielsweise kann eine Pflegekraft zur Diabetesfachkraft weiterqualifiziert werden. Den Bedarf an einer speziellen Beratung und Versorgung der Patienten hat das Krankenhaus erkannt und reagiert mit der Fortbildung einer oder mehrerer Pflegekräfte darauf. Nach vor geschalteter Analyse, welcher Mitarbeiter für die neue Aufgabe in Frage kommt, werden die entsprechenden Qualifizierungsmaßnahmen in die Wege geleitet.

Aus diesem Beispiel, welches durch zahlreiche Weitere ersetzt werden könnte, ergibt sich für das Krankenhaus folgende Zielsetzung:

Durch die Vermittlung und Weitergabe entsprechender Qualifikationen sollen Bedarfslücken geschlossen und der bestmögliche Einsatz einzelner Mitarbeiter im Krankenhaus sichergestellt werden.

Folgende Tabelle fasst noch einmal wesentliche Ziele der Personalentwicklung, die vor allem in einem Krankenhaus von großer Bedeutung sind, zusammen:

---

[56] Vgl. Jung, H.: Personalwirtschaft (2006), S. 253

[57] Vgl. Naegler, H. et al: Personalmanagement im Krankenhaus, 2008, S. 162

Aus der Sicht des Krankenhauses	Aus der Sicht der Klinik- Mitarbeiter
Verbesserung der Leistungs- und Wettbewerbsfähigkeit des Krankenhauses	Grundlage des beruflichen Aufstiegs im Pflegeberuf legen
Erhalten der gegenwärtigen Mitarbeiter- Qualifikation, Anpassen der Qualifikation an veränderte Anforderungen	Anpassung der persönlichen Qualifikation an die Anforderungen des Arbeitsplatzes
Gewinnung von Nachwuchskräften aus den eigenen Reihen	Sicherung der erreichten Stellung in Beruf und Gesellschaft
Förderung des beruflichen Fortkommens der Mitarbeiter durch das Erschließen erkennbarer Aufstiegsmöglichkeiten	Minderung der Risiken, die sich aus dem wirtschaftlichen und/ oder technischem Wandel ergeben
Steigerung der Mitarbeiterzufriedenheit und -loyalität	Sicherung eines ausreichenden Arbeitseinkommens
Verbesserung der Wettbewerbsfähigkeit auf dem Arbeitsmarkt und damit der Chancen für das Gewinnen qualifizierter Mitarbeiter	Größere Chancen der Selbstverwirklichung am Arbeitsplatz durch die Übernahme anspruchsvollerer Aufgaben
Erkennen und Vorbereiten von Experten- und Führungskräftenachwuchs	Verbesserung der Arbeitsplatzsicherheit und Arbeitszufriedenheit
Verbesserung des Leistungsverhaltens der Mitarbeiter	Erschließung bisher ungenutzter persönlicher Fähigkeiten
Vermittlung von Schlüsselqualifikationen	Persönlichkeitsentwicklung und -bildung
Erhöhen der Bereitschaft der Mitarbeiter, Änderungen zu verstehen oder herbeizuführen	Befriedigung individueller Bildungsbedürfnisse und Übernahme größerer Verantwortung
Aufdecken von Fehlbesetzungen	

Tabelle 2: Ziele der Personalentwicklung[58]

[58] Quelle: Naegler, H. et al.: Personalmanagement im Krankenhaus, 2008, S. 163.

1.6. Personalentwicklung als Prozess

Gegenstand dieses Abschnittes ist es, einen ersten Überblick über den Prozessablauf der Personalentwicklung aufzuzeigen. Personalentwicklung als Prozess verstanden beginnt im optimalen Verlauf mit der Arbeitsaufnahme im Betrieb und endet erst mit dem Austritt aus dem Beschäftigungsverhältnis. Am Anfang des Prozesses steht die systematische Ermittlung des Entwicklungsbedarfs im Vordergrund. Diese Ermittlung erfolgt am besten mittels einer **Soll-Ist-Analyse**. Das Soll stellt hierbei das Ergebnis einer Analyse der organisatorischen und tätigkeitsbezogenen Merkmale dar, das Ist bildet sich aus der Analyse der personalen Merkmale. Organisatorische und tätigkeitsbezogene Merkmale bedeutet für die Analyse, in welche Richtung sich die Organisation entwickelt, auf welche Strategie das Unternehmen zukünftig ausgerichtet sein möchte. In der Organisationsanalyse sollten die zukünftigen Ziele und die dafür vorhandenen Ressourcen beschrieben werden. Ebenfalls sollten die Mitarbeiter im Blickfeld hinsichtlich z.B. ihrer privaten Ziele bleiben. Eine Arbeits- und Anforderungsanalyse, z.B. wie viele Arbeitsplätze für die neue Strategieausrichtung benötigt wird, rundet die Analyse des Soll-Zustandes ab. Als Beispiel aus dem Krankenhaus-Sektor ist die Etablierung einer geriatrischen Krankenstation zu nennen. Durch das demografische Altern der Gesellschaft rückt die Altersmedizin zunehmend in den Vordergrund, so dass eine strategische Ausrichtung auf dieses Medizinfeld sinnvoll erscheint. Wie viele Mitarbeiter mit welchen Qualifikationen für diese Station benötigt werden, wäre Gegenstand einer Arbeits- und Anforderungsanalyse.

Die Betrachtung der personalen Merkmale beschreibt die momentanen Fähigkeiten und Fertigkeiten des Mitarbeiters. Die Diskrepanz dieser Soll-Ist-Analyse ist Gegenstand der Personalentwicklung und wird von Naegler als Fähigkeitslücke beschrieben.

„Die Fähigkeitslücke ist die Differenz zwischen den gegenwärtigen und den künftigen Anforderungen an den Mitarbeiter und dessen gegenwärtigen und

künftigen Fähigkeiten und somit die Basis für die Ermittlung des Ermittlungsbedarfs.[59]

Folgendes Schaubild soll diese erste „Analysephase" verdeutlichen:

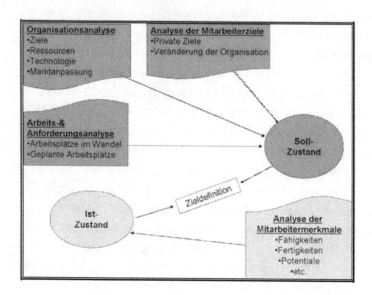

Abbildung 4: Prozess der Personalentwicklung[60]

Aus oben gezeigten Schaubild geht hervor, dass die Diskrepanz zwischen Soll und Ist auch direkt zur Formulierung von Zielen genutzt werden kann. Aus diesen Zielen leiten sich dann in einem weiteren Schritt die Maßnahmen ab. Folgendes Schaubild zeigt die Personalentwicklung als gesamten Prozess.

---

[59] Vgl. Naegler; H. et al: Personalmanagement im Krankenhaus, 2008, S. 165.

[60] Eigene Abbildung in Anlehnung an Kanning und Sonntag. Quelle: http://wwwpsy.uni-muenster.de/imperia/md/content/psychologie_bfo/vorlesungsmaterial/sitzung13_-personalentwicklung_2008-netz.pdf: (18.11.08)

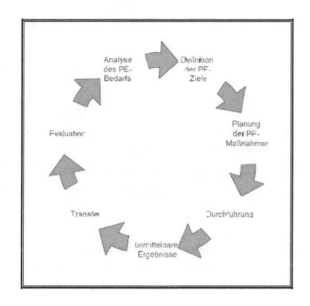

Abbildung 5: Prozess der Personalentwicklung[61]

Ergänzend zu diesem Schaubild sei noch erwähnt, dass die Evaluation als entscheidendes Element eines Prozesses nicht unbedingt zwangsläufig nach den Ergebnissen stattfinden muss, sondern nach jeder Phase seine Berechtigung hat, um mögliche Korrekturen zeitnah durchzuführen.

Die direkten Vorgesetzten des Mitarbeiters, also Pflegedienst- und/oder Stationsleitungen, haben eine wichtige Aufgabe im Rahmen der Personalentwicklung inne. Sie ermitteln die zu entwickelnden Mitarbeiter beispielsweise anhand eines Humanressourcen-Portfolios. Durch diese Kategorisierung der Mitarbeiter können die Leitungskräfte auch den Entwicklungsbedarf der Pflegekraft benennen.

Der Vorgesetzte kann in einem weiteren Schritt anhand einer Qualifikationsanalyse das Qualifikationspotential eines Mitarbeiters untersuchen. Die Qualifikationsanalyse gibt Aufschluss über die aktuellen Kenntnisse und

---

[61] Eigene Abbildung in Anlehnung an Kanning 2008, Quelle: http://wwwpsy.uni-muenster.de/imperia/md/content/psychologie_bfo/vorlesungsmaterial/sitzung_13_-personalentwicklung_2008-netz.pdf: (18.11.2008)

Fähigkeiten des Mitarbeiters. Der Vorgesetzte hat dazu folgende Instrumentarien zur Hand:[62]

- Personalakten: In ihnen ist der bisherige berufliche Werdegang der Mitarbeiter dokumentiert.
- Mitarbeiterbeurteilungen: Mitarbeiter werden hier in regelmäßigen Abständen hinsichtlich ihrer fachlichen und persönlichen Fähigkeiten beurteilt.
- Mitarbeitergespräche: Mitarbeitergespräche werden in Form von Fördergesprächen durchgeführt. Im Gegensatz zu Beurteilungsgesprächen haben Fördergespräche einen positiven Charakter, da sie auf zukünftig zu erreichende Ziele aufbauen.

Diese drei Instrumente sollen den Zweck erfüllen, die gegenwärtigen Fähigkeiten eines Mitarbeiters zu ermitteln, um sie optimal an die Anforderungen seines Aufgabenbereichs anzupassen.[63]

„Die Analyse aktueller Fähigkeiten gibt Aufschluss über die Ausprägung grundlegender Qualifikationskomponenten des jeweiligen Mitarbeiters."[64]

Nach Abschluss der Analysen werden die notwendigen und erforderlichen Personalentwicklungsmaßnahmen wie z. B. Fort- und Weiterbildung, Coaching oder Mentoring ermittelt, umgesetzt und zuletzt evaluiert. Erst mit der Evaluation des Ergebnisses der Entwicklungsmaßnahme ist der Prozess der einzelnen Personalentwicklungsmaßnahme abgeschlossen.

1.7. Lernfelder der Personalentwicklung

Von A. Röder

In der Mehrzahl der literarischen Beschreibungen wird der Begriff „Methoden der Personalentwicklung", auch synonym als „Instrumente der Personalentwicklung" für

---

[62] Vgl. Bühner; R.: Personalmanagement, 2005, S. 101.

[63] Vgl. ebenda

[64] ebenda

die hier zu behandelnde Thematik verwendet, dies erschien mir eher irreführend für den Leser, da auch konkrete Maßnahmen innerhalb der Personalentwicklung als Methoden und Instrumente beschrieben werden. Gemeint ist am ehesten an dieser Stelle eine mögliche Klassifikation von PE-Maßnahmen anhand ihrer zeitlichen und räumlichen Verortung innerhalb des Berufslebens des entsprechenden Mitarbeiters, fokussiert auf den Teilaspekt Fort/Weiterbildung , mit dem Personalentwicklung durchaus oftmals gedanklich gleichgesetzt wird. Da jedoch alle anderen Maßnahmen der Personalentwicklung, auch die nicht direkt der Sparte Bildung zugeordneten Maßnahmen, in dieser Klassifikation abzubilden sind, soll sie an dieser Stelle vorgestellt werden.

Eine Übersicht über die einzelnen Felder bietet die folgende Darstellung von Holtbrügge:

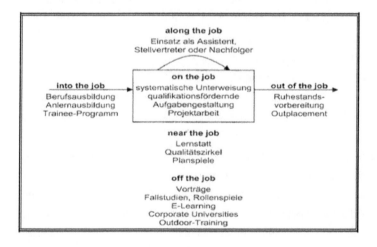

Abbildung 6: Methoden der Aus- und Weiterbildung[65].

---

[65] Nach Conradi, W.: Personalentwicklung, 1983, S. 25 in Holtbrügge, D: Personalmanagement, 2007, S. 118

Als zentrales Orientierungsmerkmal ist der „job" zu sehen, ein englischer Begriff mit der Bedeutung „Beruf" oder „Arbeit". Die einzelnen Felder definieren sich anschließend über ihre Nähe zur direkten Berufsausübung des Mitarbeiters. Die gesamte Klassifikation hat einen prozesshaften Charakter, da alle Phasen vom Berufseinstieg über die direkte Ausübung, bis hin zum Berufsausstieg darin enthalten sind.

Als Beginn dieses Prozesses ist logischerweise das Maßnahmenbündel des Feldes **„into the job"**, mit dem Berufseinstieg gleichzusetzen, zu sehen. Nach Kolleker/ Wolzendorff umfasst die Personalentwicklung into the job

„Maßnahmen, die in zeitlicher, z. T. auch räumlicher, aber weitgehend inhaltlicher Nähe auf die Übernahme einer Position vorbereiten [...]"[66]

Konkret auf die Pflege bezogen fallen hierunter neben der klassischen Berufsausbildung zum Gesundheits- und Krankenpfleger, der Berufsausbildung in der Altenpflege, sowie der Berufsausbildung in der Kinderkrankenpflege, auch Maßnahmen der Arbeitseinweisung neuer Mitarbeiter, etwa im Sinne eines systematischen Einarbeitungsprogramms.

Gerade die Bemühungen im Rahmen einer systematischen Einarbeitung gewinnen zunehmend an Bedeutung, da sie aus Sicht des Arbeitnehmers eine schnellere Einarbeitung und Gewöhnung an die neuen Anforderungen am Arbeitsplatz ermöglichen, für den Arbeitgeber bilden die Ergebnisse des Einarbeitungsprogramms eine geeignete Beurteilungsgrundlage im Sinne einer Probezeitbeurteilung. Außerdem kann dieses erste Feedbackgespräch am Ende der Einarbeitungszeit den Einstieg in einen regulären Führungsprozess bedeuten, nämlich wenn die Ergebnisse des ersten Feedbackgespräches in den folgenden Mitarbeitergesprächen zwischen Führungskraft und Mitarbeiter inhaltlich fortgeführt und ergänzt werden können.[67]Auch alle Personalentwicklungs maßnahmen im Bereich der Personalakquise, etwa die Stellenbeschreibung oder das Assessment-Verfahren, sind dem Feld der „into the job-Maßnahmen zuzuordnen.

---

[66] Kolleker ,A. und Wolzendorff, D. in Bröckermann ,R. und Müller-Vorbrüggen, M. (Hrsg.): Handbuch Personalentwicklung,2008, S.154.

[67] Vgl. Wegerich, C.: Strategische Personalentwicklung in der Praxis, 2007, S.65

Das nächste Feld könnte die Personalentwicklung „**on the job**" sein, das Maßnahmen umfasst

„*[...] die unmittelbar am Arbeitsplatz im Vollzug der Arbeit stattfinden. Durch die schrittweise Veränderung der Arbeitsaufgaben werden Qualifikationen und Kompetenzen verbessert.*"[68]

Schlagworte aus dem angelsächsischen Sprachgebrauch sind hier die „job rotation"(„Systematischer Arbeitsplatzwechsel zwischen Mitarbeiter einer Organisationseinheit"[69]), „job enlargement" („Quantitative Erweiterung der Arbeitsaufgaben durch Einbeziehung vor- und nachgelagerter Aufgabenbereiche"[70]) und „job enrichment"(„Qualitative Erweiterung der Entscheidungs- und Kontrollspielräume"[71]). Auch Instrumente wie Coaching, Mentoringund Supervision sind im Kontext von

„*on the job"-Maßnahmen zu sehen. Aber auch das einfache tägliche Erfahrungslernen bei der Ausübung der Arbeit, dient dem Ausbau von Qualifikation und Kompetenzen des Mitarbeiters.*"[72]

Ob das Personalentwicklungsinstrument der Projektarbeit hier zu verorten sei, oder doch einem anderen Feld, ist umstritten, einerseits weist es einen klaren inhaltlichen Bezug zu den Arbeitsbedingungen des Mitarbeiters auf, andererseits finden die Sitzungen und Arbeitseinheiten einer Projektgruppe üblicherweise ein Stück abseits der konkreten Arbeitssituation statt und werden deshalb oft eher dem Feld „**near the job**" zugeordnet.

Hierbei handelt es sich um Maßnahmen, die

„*[...] in enger räumlicher, zeitlicher und inhaltlicher Nähe zur Position stattfinden.*"[73]

---

[68] Kolleker, A. und Wolzendorff, D. in Bröckermann, R. und Müller-Vorbrüggen, M.(Hrsg.): Handbuch Personalentwicklung,2008, S.154.

[69] Schier, W. in Bröckermann, R. und Müller-Vorbrüggen, M, Handbuch Personalentwicklung, 2008, S.193

[70] ebenda.

[71] ebenda

[72] Vgl. Wegerich, C.: Strategische Personalentwicklung in der Praxis, 2007, S.68

[73] Kolleker, A. und Wolzendorff ,D. in Bröckermann, R. und Müller-Vorbrüggen, M.(Hrsg.): Handbuch Personalentwicklung,2008, S.154.

Der Unterschied zu dem vorher beschriebenen Feld ist, dass die Personalentwicklungsmaßnahmen eben nicht direkt und unmittelbar am Arbeitsplatz stattfinden, sondern in entsprechender Nähe dazu. Als Beispiele für Maßnahmen dieses Feldes gelten Gruppenarbeiten, Qualitätszirkel, oder eben auch die Projektarbeit. Allesamt kollektive Verfahrensweisen, in denen eine Gruppe bestimmte Aspekte ihres beruflichen Alltags zusammen reflektieren und gemeinsam an Verbesserungen arbeiten können, die dann wieder individuell von jedem Gruppenmitglied in seinem spezifischen Arbeitsumfeld umgesetzt werden und zur Weiterentwicklung beitragen können. Diese Weiterntwicklung sollte, wie bei den meisten Personalentwicklungsmaßnahmen, in persönlichen Entwicklungen des Mitarbeiters und im Sinne der Organisationsentwicklung, spürbar und messbar sein.

Das klassische Verständnis von Personalentwicklung als Fort- und Weiterbildung der entsprechenden Mitarbeiter hat ihren Platz im Feld der „off the job-Maßnahmen". Charakteristisch und im Unterschied zu den vorher beschriebenen Feldern, finden diese Maßnahmen in zeitlicher und inhaltlicher Distanz zur Position statt.[74]Es handelt sich um geplante Veranstaltungen, die sowohl Betriebsintern, als auch von externen Veranstaltern durchgeführt werden können und in denen letztlich ein vorher definiertes Lernziel zu erreichen ist.[75]Exemplarisch zu nennen sind hier etwa interne Reanimationsfortbildungen, oder externe Weiterbildungen zur Leitung einer Pflege- oder Funktionseinheit, allgemeinsprachlich auch als Stationsleiterkurs bekannt. Zu unterscheiden sind Veranstaltungen, die verpflichtend für die Beschäftigten definiert sind, sowie freiwillige Veranstaltungen, die kompetenz- und qualifikations- erweiternden Charakter aufweisen und nicht selten zu einem veränderten Anforderungsprofil an den teilnehmenden Mitarbeiter innerhalb der Einrichtung führen. In der Praxis besteht auch ein Unterschied in der Finanzierung solcher Veranstaltungen. Während interne Fortbildungen relativ günstig für eine große Anzahl von Mitarbeitern möglich sind, sind externe Veranstaltungen meist mit höheren Kosten verbunden, deren Übernahme seitens des Arbeitgebers nicht selten zu einer vertraglichen Bindung des teilnehmenden Mitarbeiters über eine gewisse

---

[74] Vgl. ebenda

[75] Vgl. Wegerich, C.: Strategische Personalentwicklung in der Praxis, 2007, S.82

Frist führt. Die Weiterbildung Anästhesie und Intensiv, sowie zur Leitung einer Pflege- oder Funktionseinheit sind solche kostenintensiven Veranstaltungen, durch die vertragliche Bindung des Teilnehmers über eine Frist (beispielsweise zwei Jahre nach dem Absolvieren einer dieser Veranstaltungen) versucht der Arbeitgeber die von ihm finanzierten Kenntnisse und Kompetenzen für das Unternehmen zu nutzen und damit eine Refinanzierung zu erreichen. Nach Becker (2005) ist das Feld der off the job-Maßnahmen im Gegensatz zu den anderen Feldern aufgrund seiner Distanz zur konkreten Arbeitssituation mit Transferhemmnissen, sprich mit Schwierigkeiten das Gelernte praktisch umzusetzen,behaftet.[76]Auf der anderen Seite bietet dieses Feld die Möglichkeit, das Unternehmen aus einer kritischen Distanz wahrzunehmen und damit einer möglichen „Betriebsblindheit" entgegen zu wirken.

Als nächstes Feld wäre das der „**along the job-Maßnahmen**", auch als die laufbahnbezogene Personalentwicklung bezeichnete Feld, zu nennen.

Nach Kolleker/Wolzendorff befasst sich dieses Feld mit dem

„*[...] systematischen Wechsel von Arbeitsplätzen im Laufe der Zugehörigkeit eines Mitarbeiters zum Unternehmen und beinhaltet oft eine Verknüpfung der vorher genannten PE-Maßnahmen.*"[77]

Wesentliche Handlungsfelder in diesem Bereich sind die Karriereplanung und die Mitarbeiterförderung. Bei Holtbrügge (2007) liegt der Fokus dieses Feldes in der Übernahme von Arbeitsaufgaben, Kompetenzen und Verantwortlichkeiten von Stellen höherer hierarchischer Ebenen und soll die entsprechenden Mitarbeiter dazu befähigen eine dieser Führungspositionen einzunehmen.[78]

Eine sicherlich korrekte Beschreibung, die mir jedoch zu eng gefasst scheint, dasich Karriereplanung und Mitarbeiterförderung in meinen Augen nicht nur auf Führungspositionen beschränken sollte. Eine Spezialisierung eines Mitarbeiters in Richtung Praxisanleitung kann beispielsweise auch zu **along the job**-Maßnahmen führen und eine laufbahnbedingte Personalentwicklung nötig machen. Das letzte

---

[76] Vgl. Becker, M.: Personalentwicklung, 2005, S.248

[77] Kolleker, A. und Wolzendorff, D. in Bröckermann, R. und Müller-Vorbrüggen, M. (Hrsg.): Handbuch Personalentwicklung,2008, S.154

[78] Vgl. Holtbrügge, D.: Personalmanagement, 2007, S.121

Feld, auch aus chronologischer Sicht des Arbeitsprozesses, ist das Feld der „out of the job-Maßnahmen", die

„[...] den Übergang vom Erwerbsleben in den beruflichen Ruhestand erleichtern sollen."[79]

Auch eine Unterstützung von gekündigten Mitarbeitern, etwa in Form eines Bewerbungstrainings, ist als Teil dieses Feldes zu sehen. Die Relevanz dieses Feldes für die Pflege ist im Licht von empirischen Untersuchungen eher kritisch zu sehen, da anscheinend nur relativ wenige beruflich Pflegende bis zur Berechnung tätig sind. In der Studie im Rahmen unseres Forschungsprojektes fanden wir beispielsweise heraus, dass nur etwa 15% der befragten Pflegekräfte über fünfzig Jahre alt waren[80] und weniger als 5% der Probanden bereits mehr als fünfunddreißig Jahre in der Pflege tätig waren.[81] Auch andere Studien, wie etwa die NEXT-Studie, die sich mit dem Berufsaustieg Pflegender befasst, verweist auf ähnliche Ergebnisse. Als Gründe hierfür kommen sowohl die berufstypisch hohen körperlichen und psychischen Belastungen in Frage, aber auch die familiären Gründe zum vorzeitigen Berufsausstieg bei dem immer noch geschlechtsspezifisch geprägten „Frauenberuf", der weibliche Anteil der Pflegenden liegt bei über 80%[82].

Holtbrügge (2007) prognostiziert ,mit Verweis auf diverse empirische Studien, dass in näherer Zukunft vor allem die Maßnahmen der Personalentwicklung in den Bereichen on the job, near the job und out of the job an Bedeutung gewinnen werden, während die klassischen Fort- und Weiterbildungsmaßnahmen des Feldes off the job aufgrund der schon erwähnten Transferprobleme eher an Bedeutung für die Unternehmen und den einzelnen Mitarbeiter verlieren werden.[83] Eine Entwicklung, die sich in der Pflege aktuell noch nicht unbedingt erkennen lässt.

---

[79] Kolleker, A. und Wolzendorff ,D. in Bröckermann, R. und Müller-Vorbrüggen, M. (Hrsg.): Handbuch Personalentwicklung,2008, S.154

[80] Vgl. Anhang 1

[81] Vgl. Anhang.2

[82]   Quelle: http://www.statistik-hessen.de/themenauswahl/gesundheitswesen-soziales/landesdaten/gesundheitswesen/krankenhaus/nichtaerztliches-personal/ (14.11.08).

[83] Vgl. Holtbrügge, D.: Personalmanagement, 2007, S.124

1.8. Prüfung von Erfolg und Rentabilität der Personalentwicklung

Alle Maßnahmen der Personalentwicklung sind mit direkten oder indirekten Kosten verbunden, deshalb ist es aus Sicht der Krankenhäuser wünschenswert, den Wertschöpfungsbeitrag der Personalentwicklung benennen zu können.

Die Evaluation der durchgeführten Anstrengungen ist demnach nicht nur als Pflichtaufgabe am Ende des Personalentwicklungsprozess zu sehen, sondern muss von höchstem Interesse für alle Beteiligten sein, um ihr Handeln aus qualitativer und zunehmend auch quantitativer Perspektive zu begründen.

Die Aufgabe der Feststellung des Erfolges obliegt dem Bereich des Personalcontrollings, unabhängig von ihrer institutionellen Anbindung innerhalb der Klinik. So ist eine Durchführung des Personalcontrollings von Seiten der Personalabteilung denkbar, aber auch eine eher funktionale Bewertung von den Protagonisten des Personalentwicklungsprozesses selbst ist möglich.

Grundsätzlich steht das Personalcontrolling vor dem Problem quantitative Investitionen, nämlich die Kosten der Personalentwicklungsmaßnahmen, mit den meist qualitativ ausgestalteten Ergebnissen zu vergleichen und den entsprechenden Erfolg bewerten zu können.

1.8.1. Methoden des Personalcontrollings

Nach Holtbrügge (2007) stehen dem Personalcontrolling grundsätzlich vier Methoden der Analyse[84], abhängig von den ermittelbaren Daten, zur Verfügung:

- Die **Nutzwert-Analyse** leistet eine Punktebewertung des Zielerreichungsgrades der durchgeführten Maßnahmen. Die benötigten Daten sind nicht an finanzielle Aspekte gebunden und deshalb für die meisten PE-Maßnahmen geeignet. Die Reichweite und Aussagekraft des Beurteilungsgrades ist jedoch als relativ gering einzuschätzen.

---

[84] Vgl. Holtbrügge ,D.: Personalmanagement, 2007, S.226

- Bei der **Kostenvergleichsrechnung** gilt es die Kosten verschiedener Maßnahmen miteinander zu vergleichen, den Vorzug aus betriebswirtschaftlicher Sicht würde die Maßnahme erhalten, die die geringsten Kosten verursacht. Diese Methode würde bereits im Vorfeld der Durchführung von PE-Maßnahmen stattfinden. Der offensichtliche Nachteil dieser Methode besteht in der Nicht-Beachtung des zu erwartenden Nutzens der einzelnen Maßnahmen.

- Die **Kosten-Wirksamkeits-Analyse** leistet eine Gegenüberstellung der quantitativen, in monetären Zahlen ausgedrückten, Kosten mit den nicht-monetären Wirkungen der durchgeführten Maßnahmen. Voraussetzung hierfür ist, dass die Wirkungen in irgendeiner Weise messbar und benennbar sind, um einen Vergleich möglich zu machen.

- Die vierte Methode ist die **Kosten-Nutzen-Analyse**, die aus betriebswirtschaftlicher Sicht sicherlich interessanteste Bewertungsmethode. Es geht hierbei um den Vergleich von monetären Zahlenwerten auf der Kosten- und Nutzenseite, verbunden mit einem hohen Aufwand der Datenermittlung, was dazu führt, dass die Methode in den deutschen Kliniken kaum verbreitet ist. Diese Methode ist wegen der stark rechnerischen Komponente am ehesten einem institutionellen Personalcontrolling, etwa der Personalabteilung selbst, zuzuordnen. Dieser Methode folgend ist die Maßnahme am effektivsten, die relativ zu den entstandenen Kosten den höchsten Kapitalertrag erreicht.

Es wird deutlich, dass die Möglichkeiten zur Erfolgskontrolle für Personalentwicklungsmaßnahmen durch den Aufwand, bzw. der geeigneten Instrumente zur Datenerfassung limitiert sind. Ein Grund dafür, dass die meisten Krankenhäuser, speziell die in der Pflege tätigen Personalmanager, am ehesten auf die ersten drei Methoden zurückgreifen dürften.

1.8.2. Erfolgskontrolle auf individueller Basis

Ein Teil der Beurteilung des Gesamterfolges von Maßnahmen der Personalentwicklung ist die individuelle Komponente, etwa der Lernerfolg oder Entwicklungserfolg einzelner Mitarbeiter und somit ein möglicher Ansatz zur Evaluation. Diese Beurteilung trägt eher dem pädagogischen, bzw. psychologischen Anspruch der Personalentwicklung Rechnung, denn dem betriebswirtschaftlichen Faktor. Nach Wegerich (2007) sind dabei explizit drei Aspekte[85]der Erfolgskontrolle, im Sinne eines Bildungscontrollings, besonders zu beachten:

- Die **persönliche Zufriedenheit** des Mitarbeiters gibt Auskunft über die subjektive Wahrnehmung des Mitarbeiters über die Qualität der durchgeführten Maßnahme. Denkbar wäre z.B. ein Beurteilungsbogen im Anschluss an eine Fort-/ Weiterbildungsmaßnahme, in dem unter anderem die Qualität des Dozenten, oder die Verständlichkeit der Inhalte abgefragt werden. Wegen der Subjektivität der Wahrnehmungen und einer begrenzten Einsetzbarkeit ist die Aussagekraft dieses Aspektes, in Hinsicht auf die Gesamtheit aller Personalentwicklungsmaßnahmen als eher gering einzustufen.

- Die **Ermittlung des Lernerfolges** ist ein weiterer Aspekt der individuellen Erfolgskontrolle. Auch hier liegt der Fokus eher im Bereich der Bildung, andere Teile der Personalentwicklung, wie etwa Förderung oder Karriereplanung, sind durch diesen Aspekt weniger abzubilden. Die wesentlichen Kriterien des Lernerfolges sind neben der messbaren Zunahme von fachlichen und methodischen Kompetenzen des Mitarbeiters, auch die Wertekonformität im Sinne des Unternehmens oder veränderte Verhaltensweisen. Voraussetzung ist entweder eine Abfrage des Lernstandes des Mitarbeiters vor und nach Durchführung der Maßnahme, oder die Verwendung von Ergebnissen einer regelmäßig durchgeführten Potenzialanalyse seitens der Führungsperson.

---

[85] Vgl. Wegerich, C. : Strategische Personalentwicklung in der Praxis, 2007, S.146

- Im Fokus der **Transferevaluation** sind die im Anschluss an eine Maßnahme direkt am Arbeitsplatz umgesetzten Inhalte seitens des Mitarbeiters. Die Beurteilung des Transfererfolges obliegt dem direkten Vorgesetzten, der ja oftmals auch an der Personalentwicklungsmaßnahme direkt beteiligt war. Dieser Aspekt weist neben der Beurteilung des individuellen Erfolges durchaus auch eine kollektive, unternehmerische Komponente auf, da die Transferleistungen des Mitarbeiters ja direkt mit seiner erbrachten Arbeitsleistung in Verbindung gebracht werden können.

Am Ende aller dieser Evaluationsaspekte kann eine Aussage darüber getroffen werden, wie effektiv die Maßnahme aus individueller Sicht, sprich für den einzelnen Mitarbeiter war. Eine qualitative Einschätzung aus Sicht des Unternehmens ist bedingt möglich, eine quantitative, monetäre Relation im Sinne einer Kosten-Nutzen-Rechnung herzustellen ist aufgrund der beschriebenen Aspekte nicht leistbar.

1.8.3. Das Konzept Return-on-Investment (ROI)

Frei übersetzt als "Rückkehr zur Investition" hat dieses Konzept den Anspruch qualitative Evaluationsergebnisse in quantitative, speziell monetäre, Ergebnisse zu überführen und somit einen direkten finanziellen Vergleich von betriebenem Aufwand und der durch die Maßnahme erreichten monetären Resultaten zu ermöglichen. Ein in der Finanzsprache etablierter Begriff, der die Bezifferung des aus dem eingesetzten Kapital erreichten Erlöses bezeichnet, jedoch im Bereich der Evaluation von Personalentwicklungsmaßnahmen relativ neu ist.[86]

Ihre Wurzeln hat das Konzept in den 70 er Jahren des letzten Jahrhunderts, als es erstmals in den USA zur Beurteilung der Rentabilität eines Trainingsprogramms in der Industrie eingesetzt wurde. Danach wurde es ständig weiterentwickelt und hat sich auch im Bereich der öffentlichen Verwaltung und der Regierungsorgane der

---

[86] Vgl .Phillips, J.: Schirmer, F.: Return on Investment in der Personalentwicklung, 2008, S.1

Vereinigten Staaten etabliert.[87] Der Werdegang des Einsatzes von ROI in der US-amerikanischen Gesellschaft wird so beschrieben:

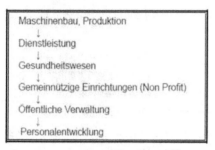

Abbildung 7:Entwicklung des „ROI"[88].

Im Einzelnen stellt sich der Prozess von Return-on-Investment so dar:

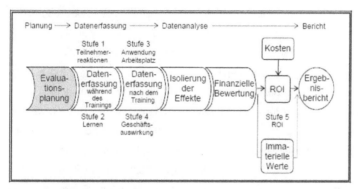

Abbildung 8: „Der ROI-Prozess"[89].

Im Wesentlichen handelt es sich um fünf Stufen der Evaluation. Während die ersten vier Stufender individuellen Erfolgskontrolle nicht unähnlich die qualitativen Erfolge der durchgeführten Maßnahme ermitteln sollen, folgt ab diesem Punkt des Prozesses eine rechnerische Quantifizierung der Ergebnisse.

---

[87] benda S.4

[88] ebenda S.5.

[89] Vgl. Phillips, J.; Schirmer, F.: Return on Investment in der Personalentwicklung, 2008, S.23

Die **Isolierung der Ergebnisse** verfolgt den Zweck, die festgestellten Ergebnisse klar zuordnen zu können und Nebeneffekte auszublenden.

„Der Zusammenhang von Training und Leistung, von Ursache und Wirkung, ist manchmal verwirrend und schwierig nachzuweisen. Er kann aber dennoch mit einer akzeptablen Genauigkeit ermittelt werden."[90]

Darauf folgend werden bei Phillips/Schirmer (2008) einige Methoden zur Isolierung vorgestellt, exemplarisch sei an dieser Stelle die Verwendung von Kontrollgruppen genannt. Die Bildung und Begleitung von zwei ähnlich zusammengesetzten Gruppen oder Teams, von denen eine an Personalentwicklungsmaßnahmen partizipiert, die andere Gruppe nicht, deren Leistungsmessung vor und nach der Maßnahme lässt unterschiedliche Ergebnisse beider Gruppen direkt auf die Qualität der durchgeführten Maßnahme zurückführen.[91]

Im Anschluss folgt die **finanzielle Bewertung** der ermittelten und isolierten Ergebnisse. Spätestens hier wird es schwierig für den Personalmanager der Pflege im Krankenhaus. Allgemein liegen keine verwertbaren Daten wie etwa Produktions- oder Absatzmengen vor, die eine Quantifizierung ermöglichen würden. Aber es lassen sich auch hier Beispiele identifizieren, die Ziele einer Personalentwicklungsmaßnahme in der Pflege gewesen sein könnten und anhand bestimmter Daten monetär bezifferbar sind. In diesem Kontext zu nennen wäre beispielsweise die Reduzierung von Fehlzeiten, deren Kosten ja rechnerisch belegbar sind, oder die Erhöhung der Patientenzufriedenheit, die mittels Befragungen in vielen Kliniken bereits ermittelt wird. In jedem Fall muss man sich an dieser Stelle für eine Methode zur Quantifizierung entscheiden, Phillips/ Schirmer (2008) empfehlen etwa die Verwendung von historischen Daten, die Meinung von Experten, oder die Einschätzung des Teilnehmers einer PE-Maßnahme.[92]

---

[90] ebenda S.81

[91] ebenda S.85

[92]

In Stufe 5, dem eigentlichen Kernbereich von ROI, werden anhand einer vorgegeben Formel die Kosten und Nutzenwerte kalkulatorisch zusammengeführt. Die entsprechende Formel [93]lautet:

$$„ROI\ (in\ \%) = \frac{Netto\text{-}Programmnutzen}{Programmkosten} * 100"$$

In dieser, für den mathematisch ungeübten Leser eher sperrigen Formel ist der Netto-Programmnutzen als Programmnutzen (ermittelter Gewinn) abzüglich der Programmkosten definiert. Am Ende dieser Berechnung steht ein Prozentwert, der darüber Auskunft geben soll, welcher Anteil der Investitionen, die für die PE-Maßnahme getätigt wurden, am Ende als monetärer Gewinn in das Unternehmen zurückfließt.

Schließlich sind die Ergebnisse dieser Kalkulation nach Beschreibung des ROI-Prozesses in einem **Ergebnisbericht** festzuhalten.

Insgesamt scheint dieses Konzept für die Personalentwicklung allgemein sehr innovativ und zukunftsorientiert zu sein, die Tauglichkeit für den GeschäftsBereich der Pflege im Krankenhaus ist jedoch begrenzt. Zum einen mangelt es der Pflege traditionell an quantifizierbaren „Geschäftsergebnissen", zum anderen sind in dieser Beschreibung wohl auch die Komplexität und der Aufwand des Konzeptes deutlich geworden, die einem Einsatz des Konzeptes bei der Bewertung von pflegerischen Personalentwicklungsmaßnahmen nicht gerade zuträglich sein dürften.

1.8.4. Beurteilung der Evaluationsoptionen für die Pflege

Es wird deutlich, dass der Wunsch, den Erfolg pflegerischer Personalentwicklung finanziell messbar und bewertbar zu machen, auch in Zukunft kaum realistisch sein dürfte. In der Praxis werden bereits die qualitativen Ergebnisse, wie etwa der Lernerfolg, oder Kompetenzzuwächse der Pflegenden erfasst und gelten als Gradmesser für den Erfolg der durchgeführten Maßnahmen. Es fehlt an geeigneten

---

[93] Regnet, E. in Bröckermann, R. und Müller-Vorbrüggen, M. (Hrsg.), Handbuch Personalentwicklung, 2008, S.685

Instrumenten diese qualitativen Ergebnisse rechnerisch in eine Kosten-Nutzen-Kalkulation zu überführen. Gerade das wäre wünschenswert, da der engagierte Personalentwickler in der Pflege eben auch dem Zwang unterliegt, seine Maßnahmen, die ja schließlich auch mit Kosten verbunden sind, bei der Geschäftführung zu begründen. Eine Bewertungsgrundlage, die annähernd Objektivität verspricht und in vielen Kliniken bereits angewandt wird, ist die Balaced-Score-Card, mit deren Kennzahlen es möglich ist, den Zusammenhang von durchgeführten Personalentwicklungsmaßnahmen und den strategischen Zielen des Krankenhausträgers herzustellen.

Weitere Informationen zu diesem Thema finden Sie in: „Human-Resource-Management und Personalentwicklung im Krankenhaus" von Andreas Röder und Michael Grass. ISBN: 978-3-640-26769-9

http://www.grin.com/de/e-book/121628/

Literaturverzeichnis (inklusive weiterführender Literatur)

Bücher:

Becker, Manfred: Personalentwicklung, Bildung, Förderung und Organisationsentwicklung in Theorie und Praxis, Schäffer-Poeschel-Verlag Stuttgart, 2005

Bertelsmann Universallexikon (Band 8, 13, Fremdsprachen) Bertelsmann Verlag, Gütersloh 1991

Bundesinstitut für Bevölkerungsforschung (Hrsg.): Bevölkerung. Sonderheft der Schriftenreihe des Bundesinstituts für Bevölkerungsforschung, 2. Auflage, Wiesbaden 2004

Bühner, Rolf: Personalmanagement, 3. Auflage; Oldenbourg Verlag, München 2005

Bröckermann, Reiner/Müller-Vorbrüggen, Michael (Hrsg.): Handbuch Personalentwicklung-Die Praxis der Personalbildung, Personalförderung und Arbeitsstrukturierung, 2. Auflage, Schäffer-Poeschel Verlag Stuttgart, 2008

Corsten, Hans/ Reiß, Michael: Betriebswirtschaftslehre: Planung und Entscheidung, Controlling, Führung, Informationsmanagement, Technologie-und Innovationsmanagement, strategisches Management, internationales Management, Oldenbourg Wissenschaftsverlag München, 2008

Drumm, Hans J.: Personalwirtschaft, 5. Auflage, Springer Verlag, Berlin Heidelberg New York 2005

Grass, Michael/ Röder, Andreas: Unveröffentlichter Forschungsbericht im Rahmen des zweiten praktischen Studiensemesters des Studienganges Pflegelei-tung, 2008, Fachhochschule Ludwigshafen am Rhein

Grüters, Erika: Einstellungstests zur Personalauswahl in den Pflegeberufen. Leitfaden für Pflegedienstleitungen und Schulleitungen im Gesundheitswesen, 2. Auflage; Brigitte Kunz Verlag, Hagen 2001,

Holtbrügge, Dirk: Personalmanagement, 3. Auflage, Springer Verlag, Berlin

Heidelberg New York 2007

Hölzle, Christina: Personalmanagement in Einrichtungen der sozialen Arbeit, Juventa Verlag, Weinheim München 2006

Husemann, Rudolf; Duben, Kai; Lauterbacher, Claudia; Vonken, Matthias: Beschäftigungswirksame Arbeitszeitmodelle für ältere Arbeitnehmer. Entwicklung von Modellkonzeptionen unter Berücksichtigung von arbeitsbezogenen und Betrieblichen Rahmenbedingungen, Wirtschaftsverlag N.W. Verlag für neue Wissenschaft, Bremerhaven 2003

Irgel, Lutz; Beeck, Volker; Mosena; Riccardo G.: Gablers Wirtschaftswissen für Praktiker. Zuverlässige Orientierung in allen kaufmännischen Fragen; Gabler-Verlag, Wiesbaden 2004

Jung, Hans: Personalwirtschaft, 8. Auflage, Oldenbourg Wissenschaftsverlag, München 2008

Kelm, Ronald: Personalmanagement in der Pflege-Arbeitsrechtliche Grundlagen, Personalbeschaffung, Personalführung, Kohlhammer Verlag Stuttgart, 2003

Kerres, Andrea; Mühlbauer, Bernd; Seeberger, Bernd: Lehrbuch PflegeManagement, Springer Verlag Berlin Heidelberg New York 2003

Klimecki, Rüdiger; Gmür, Markus: Personalmanagement, Luciusverlag, Stuttgart 2005

Kowalzik, Uwe: Erfolgreiche Personalentwicklung. Was Pflegeeinrichtungen und – dienste dafür tun können, Schlütersche Verlag, Hannover 2005

Kruppke, Helmut/ Otto, Manfred/ Gontard, Maximilian (Hrsg.): Human Capital Management-Personalprozesse erfolgreich managen, Springer Verlag Berlin, Heidelberg, 2006

Linde ; Boris von der; Schustereit, Sonja: Personalauswahl. Schnell und sicher Top-Mitarbeiter finden, Haufe Verlag DE, Freiburg 2008
Meifert, Matthias T.: Strategische Personalentwicklung. Ein Programm in acht

Etappen, , Springer Verlag, Berlin Heidelberg New York 2008

Naegler, Heinz; Herrmann, Lars; Kloimüller, Irene; Kock, Ernst-Otto; Kühn, Hagen; Schmitt, Dorothea: Personalmanagement im Krankenhaus. Grundlagen und Praxis, Medizinisch Wissenschaftliche Verlagsgesellschaft, Berlin 2008

Oechsler, Walter. A.: Personal und Arbeit. Grundlagen des Human Resource Management und der Arbeitgeber-Arbeitnehmer-Beziehungen, 8. Auflage, Oldenbourg Wissenschaftsverlag, München 2006

Phillips, Jack J./ Schirmer, Frank C. (Hrsg.): Return on Investment in der Personalentwicklung-Der 5-Stufen-Evaluationsprozess, Zweite überarbeitete Auflage, Springer Verlag Berlin, Heidelberg, 2008

Reuschenbach, Bernd: Personalgewinnung und Personalauswahl für die Pflege, Elsevier Verlag, München 2004

Ringsletter, Max/ Kaiser, Stefan: Humanressourcen-Management, Oldenbourg Wissenschaftsverlag München, 2008

Saldern, Matthias von: Führen durch Gespräche, Schneider Verlag Hohengehren, 1998

Salfeld, Rainer; Hehner, Steffen; Wichels, Reinhard: Modernes Krankenhausmanagement. Konzepte und Lösungen, Springer Verlag Berlin Heidelberg New York 2008

Scholz, Christian: Personalmanagement. Informationsorientierte und verhaltenstheoretische Grundlagen, 5 Auflage, Verlag Vahlen, München 2000

Seelos, Hans-Jürgen: Personalführung in Medizinbetrieben-MedizinManagement in Theorie und Praxis, Gabler-Verlag Wiesbaden, 2007

Sonntag, Karlheinz: Personalentwicklung in Organisationen, 2. überarbeitete und erweiterte Auflage, Hogrefe Verlag Göttingen, 1999

Stadelhofer, Erhard: Klinik-Management, Leitung-Führung-Marketing, Schlütersche Verlag Hannover, 2001

Statistische Ämter des Bundes und der Länder (Hrsg.): Demografischer Wandel in Deutschland Heft 1. Bevölkerungs-und Haushaltsentwicklung im Bund und in den Ländern, Wiesbaden 2007

Statistische Ämter des Bundes und der Länder (Hrsg.): Demografischer Wandel in Deutschland Heft 2. Auswirkungen auf Krankenhaus-Behandlungen und Pflegebedürftige im Bund und in den Ländern, Wiesbaden 2008

Statistisches Bundesamt (Hrsg.): Gesundheitswesen. Grunddaten der Krankenhäuser 2006, Fachserie 12, Reihe 6.1.1, Wiesbaden 2008

Statistisches Bundesamt (Hrsg.): Eisenmenger, Matthias; Pötzsch, Olga; Sommer, Bettina: Bevölkerung Deutschlands bis 2050. 11. koordinierte Bevölkerungsvorausberechnung (Presseexemplar), Wiesbaden 2006

Thommen, Jean-Paul; Achleitner, Ann-Kristin: Allgemeine Betriebswirtschaftslehre. Umfassende Einführung aus managementorientierter Sicht, 4. Auflage, Gabler-Verlag, Wiesbaden 2004

Thom, Norbert/ Zaugg, Robert J. (Hrsg.): Moderne Personalentwicklung-Mitarbeiterpotenziale erkennen, entwickeln und fördern, 2. aktualisierte Auflage, Gabler-Verlag Wiesbaden, 2007

Wegerich, Christine: Strategische Personalentwicklung in der Praxis, Instru-mente-Erfolgsmodelle-Checklisten, Wiley-VCH Verlag Weinheim, 2007

Weidlich, Ute; Erbskorn-Fettweiss, Thomas; Fettweis, Kathrin: Mitarbeiterbeurteilung in der Pflege. Systematisch bewerten, Zeugnisse schreiben, Elsevier Verlag, München 2005

Wunderer, Rolf.; Arx von, Sabine.: Personalmanagement als Wertschöpfungs-Center. Unternehmerische Organisationskonzepte für interne Dienstleister, 3. Auflage, Gabler-Verlag, Wiesbaden 2002

Online-Quellen:

Blum, Karl; Schilz, Patricia: Krankenhaus-Barometer Umfrage 2002, Deutsches Krankenhausinstitut e. V., Düsseldorf 2002, Online im Internet: URL: http://dki.comnetinfo.de/PDF/Umfrage_2002.pdf, (Letzter Zugriff: 22.11.08)

Blum, Karl; Offermanns, Mattias; Perner, Patricia: Krankenhaus Barometer. Umfrage 2007, Deutsches Krankenhausinstitut e. V., Düsseldorf 2007, Online im Internet: URL: http://dki.comnetinfo.de/PDF/Umfrage_2007.pdf, (22.11.08)

Bonke K.; Kolaschinski B. ;Schlinsog P nach Odiorne 1982: Management by Objectives-Reifegradtheorie-Kontingenzmodell, Seminar zur Personalführung, Universität Hohenheim 2005, Online im Internet: URL: https://www.unihohenheim.de/www510e/lehre/unterlagen/pf/2005/5.pdf , Folie 17, (14.11.08)

Bundeskonferenz der Pflegeorganisationen: Kooperation von ADS und DBfK auf Bundesebene (Hrsg.): Brennpunkt Pflege. Zur Situation der beruflichen Pflege in Deutschland, Berlin 2005 http://www.dbfk.de/download/download/brennpunkt-pflege.pdf-: (17.11.08)

Bundesministerium der Justiz: Bürgerliches Gesetzbuch, Fassung vom 23.10.2008, Online im Internet: URL: http://www.gesetze-im-internet.de/bundesrecht/bgb/gesamt.pdf(12.11.08)

Bundesministerium der Justiz: Arbeitsschutzgesetz, Version vom 17.06.08, Online im Internet: URL: http://www.gesetze-im-internet.de/bundesrecht/arbschg/gesamt.pdf (17.11.08)

Bundesministerium der Justiz: Jugendarbeitsschutzgesetz, Version vom 31.10.08, Online im Internet:
URL: http://www.gesetze-im-internet.de/bundesrecht/jarbschg/gesamt.pdf (13.11.08)

Bundesministerium der Justiz: Betriebsverfassungsgesetz, Version vom 12.08.08, Online im Internet: URL: http://www.gesetze-im-internet.de/bundesrecht/betrvg/gesamt.pdf (12.11.08)

Das große Managementlexikon: Managementmethoden, Online im Internet: URL: http://www.manalex.de/d/managementmethoden/managementmethoden.php (14.11.08)

Das große Managementlexikon: Management by exception, Online im Internet: URL:http://www.manalex.de/d/management-by-exception/management-by-exception.php (15.11.08)

Fachhochschule Köln: Schlüsselkompetenzen, Online im Internet: URL: http://www1.fh-koeln.de/zaq/wir_ueber_uns/schluesselquallifikationen/ (14.11.08)

Hasselhorn, Hans-Martin; Müller, Bernd-Hans; Tackenberg, Peter: Die NEXT-Studie-Relevanz der Ergebnisse für Deutschland. Fachvortrag auf der 36. Bundesdelegiertenversammlung für Pflegeberufe (DBfK) am 30.04.2005 in Berlin http://www.next.uni-wuppertal.de/dt/download/dt/2005NEXTBerlinTackenbergv_0430.pdf-Letzter Zugriff: 17.11.2008

Hemetsberger Paul: Deutsch-Englisch Wörterbuch, Online im Internet: URL: http://www.dict.cc/?s=human+(11.11.08)

Innovative Dienste Köln: Der Management-Regelkreis, Online im Internet: URL: http://www.id-koeln.de/on/setup/pic_archive/Management%20Regelkreis.pdf (15.11.08)

Kämpf Rainer, EBZ Beratungszentrum GmbH-Betriebsorganisation und Technologietransfer: Erfolg im Unternehmen durch zielorientiertes Management mit Hilfe der Balanced Scorecard, Online im Internet: URL: http://www.ebzberatungszentrum.de/Organisastionsseiten/HBP_beitrag.htm (12.11.08)

Klein Tim: Zitate von Mark Twain , Online im Internet: URL: http://www.zitate-welt.de/zitate/autor.php?autor=Mark+Twain&id=1116&eintrag=60 (11.11.08)

Lehmann Sven, SL-Marketing & Management: Der Management-Regelkreis, Online im Internet: URL: http://www.streuverluste.de/aktuell/2006-02-21/fuehrung-management-was-ist-der-management-regelkreis.html (15.11.08)

LEO-Wörterbuch Französisch-Deutsch, Online im Internet: URL:http://dict.leo.org/frde?lp=frde&lang=de&search-Loc=0&cmpType=relaxed&sectHdr=on&spellTo-ler=on&chinese=both&pinyin=diacritic&search=Prot%E9g%E9&relink=on (12.11.08)

Löcherbach, Peter Prof. Dr.: Was ist CM? Online im Internet:
URL: http://www.case-manager.de/wasist.html (11.11.08).

Meyers Lexikon online (2008): Strategie, Online im Internet: URL:
http://lexikon.meyers.de/ beosearch/ permlink.action?pageId =4564536& versi-on=1
(11.11.08).

Petsch, Alexander R.: Human Resources, Online im Internet:
URL: http://www.hrm.de/SITEFORUM?t=/contentManager/onStory&e=UTF-
8&i=1169747321057&l=1&active=no&ParentID=1169812876510&StoryID=11780250
04055.pdf (23.11.08)

Schulz, Erika; König, Hans-Helmut; Leidl, Reiner: DIW Diskussionspapier.
Auswirkungen der demographischen Entwicklung auf die Zahl der Pflegefälle, Berlin
2001   http://www.diw.de/documents/dokumentenarchiv/17/38583/dp240.pdf-Letzter
Zugriff: 17.11.2008

Smart-research, Online Markt-und Meinungsforschungs-GmbH: Führungskräfte
beurteilen   und   weiterentwickeln,   Online   im   Internet: URL:
http://www.smartresearch.de/personalforschung/360-grad-
feedback/anwendungsgebiete.html (13.11.08)

Statistisches Landesamt Hessen: Nichtärztliches Personal in Krankenhäusern sowie
in Vorsorge-und Rehabilitationseinrichtungen in Hessen 2006 nach Personalgruppen
und Geschlecht, Online im Internet:
URL:http://www.statistikhessen.de/themenauswahl/gesundheitswesen-
soziales/landesdaten/gesundheitswesen/krankenhaus/nichtaerztliches-personal/
(14.11.08)

Statistisches Bundesamt: Statistisches Jahrbuch 2008, S.237 , Online im Internet:
URL:http://www.destatis.de/jetspeed/portal/cms/Sites/destatis/SharedContent/O
effentlich/AI/IC/Publikationen/Jahrbuch/Gesundheit,property=file.pdf (11.11.08)

Weidner, Frank; Isfort, Michael: Pflegethermometer 2007, Köln 2007 http://www.dip-home.de/material/downloads/Pflege-Thermometer2007.pdf-   Letzter   Zugriff: 17.11.2008

Wiedemann Uwe: Lexikon der griechischen Mythologie-Odysseus, Online im Internet: URL:http://www.mythologica.de/odysseus.htm (11.11.08)

Wiese Jens Dr.: Balanced-Scorecard, Online im Internet: URL: http://www.balanced-scorecard.de/konzept.htm (14.11.08)

Witherton Peter J., Wirtschaftslexikon 24: Der Managementprozess, Online im Internet: URL: http://www.wirtschaftslexikon24.net/d/managementprozess/managementprozess.htm (15.11.08)

Wolf, Michael: Human Resource Management, Online im Internet: URL: http://www.4managers.de/themen/human-resource-management/ (11.11.08)

Anhang

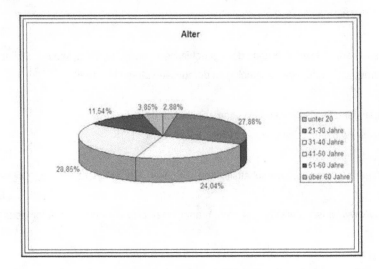

Anhang 1 (Diagramm „Alter der Pflegekräfte")

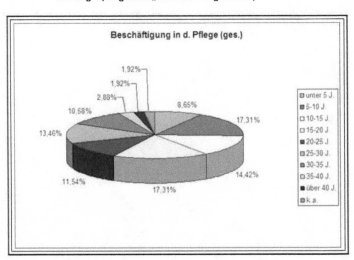

Anhang 1 (Diagramm „Beschäftigung in der Pflege")

54

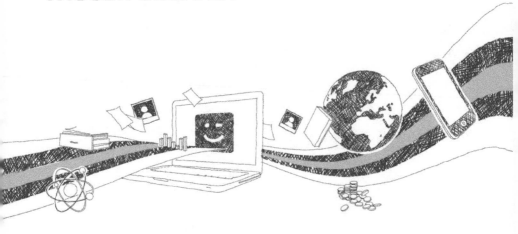
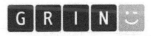